Med express

Varices

Broquet

97-B, Montée des Bouleaux, Saint-Constant, Qc, Canada J5A 1A9
Tél. : 450 638-3338 Téléc. : 450 638-4338 Internet : http ://www.broquet.qc.ca
Courriel : info@broquet.qc.ca

Catalogage avant publication de Bibliothèque et Archives Canada

St. John Bailey, Simon

Varices

(MedExpress)

Traduction de: Overcoming varicose veins.

ISBN 978-2-89000-816-8

1. Varices - Médecines parallèles - Ouvrages de vulgarisation. 2. Varices - Traitement - Ouvrages de vulgarisation. I. Titre. II. Collection: MedExpress (Saint-Constant, Québec).

RC695.S2414 2007 616.1'4306 C2006-942033-5

Pour l'aide à la réalisation de son programme éditorial, l'éditeur remercie :
Le gouvernement du Canada par l'entremise du programme d'aide au développement de l'industrie de l'édition (PADIÉ) ; La Société de développement des entreprises culturelles (SODEC) ;
L'Association pour l'exportation du livre canadien (AELC) ;
Le gouvernement du Québec – Programme de crédit d'impôt pour l'édition de livres – Gestion SODEC.

Rédacteur : Simon St. John Bailey
Direction éditoriale : Isabel Toyos
Direction artistique : Aline Talavera

Pour l'édition en langue française :

Dépôt légal – Bibliothèque nationale du Québec
1er trimestre 2007

Traduction : Pierre-Yves Ledilicocq, Françoise Périllat
Révision : Maria Tahmazian, Diane Martin

ISBN : 978-2-89000-816-8

Imprimé en Malaisie

NOTE :
Ce guide vise à présenter des informations d'ordre général sur le sujet. Il ne prétend aucunement remplacer un diagnostic médical personnalisé, les conseils et les traitements prescrits par un médecin ou tout autre membre du personnel de la santé.
Il faut toujours consulter son médecin ou un professionnel de la santé avant d'entreprendre toute forme de traitement.
Les éditeurs et les auteurs se dégagent de toute responsabilité, perte, blessure ou dommage résultant, directement ou indirectement, de l'utilisation et de la mise en pratique du contenu de ce livre.

Table des matières

Introduction

Thérapies complémentaires

Plantes médicinales

Les aliments qui guérissent

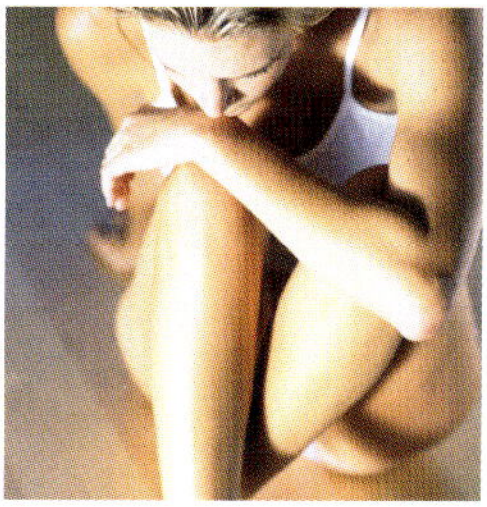

Qu'est-ce qu'une varice ?

Les varices sont des veines protubérantes de forme irrégulière qui sont surtout présentes sur les jambes. Environ un adulte sur cinq est affligé de problèmes variqueux, et ceux-ci sont plus fréquents chez les femmes que chez les hommes.

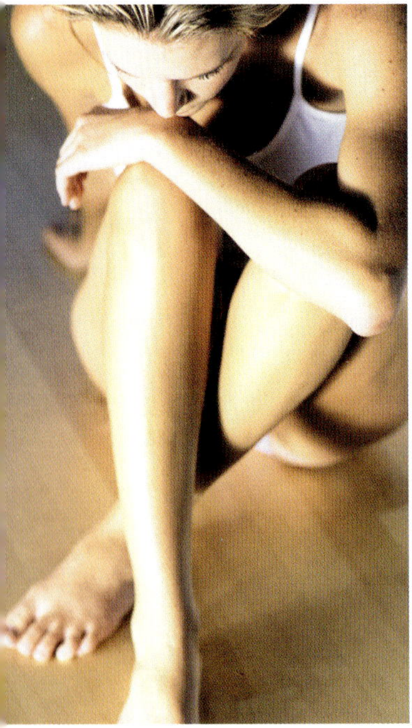

Selon certains spécialistes médicaux, l'origine des varices serait héréditaire, bien que d'autres facteurs tels que les changements hormonaux et le surpoids puissent en influencer la formation. Les varices font leur apparition lorsqu'une ou plusieurs valvules se dilatent et ne se ferment plus hermétiquement. Il s'ensuit à cet endroit une stagnation du sang qui affaiblit les veines et en étire les parois. Au fur et à mesure que cet affaiblissement progresse, de plus en plus de valvules deviennent perméables. Les veines deviennent plus grosses et plus dilatées avec le temps et montrent des signes de protubérance, un peu comme un ruisseau qui sillonne sous la peau.

Contrairement aux artères, les veines ont des valvules qui facilitent le retour du sang vers le cœur. Les vaisseaux des veines saines ont des valvules qui se ferment afin d'empêcher le sang de circuler en sens inverse après chaque battement de cœur. Dans le cas d'une veine variqueuse, la détérioration de ses parois fait que la valvule devient semi-perméable. Lorsque la valvule cesse de fonctionner correctement, le sang stagne, tout particulièrement en station debout. Des études ont démontré que les femmes en sont plus sujettes que les hommes. Toutes tranches d'âge confondues, une femme sur quatre en souffre, et cette proportion augmente à une femme sur deux passé l'âge de quarante ans.

ÉVOLUTION

- **Phase initiale : douleur, inconfort, enflure et picotements.**
- **Deuxième phase : eczéma, décoloration de la peau et dermatite.**
- **Troisième phase : perte de sensibilité dermique, inflammation des tissus et ulcères variqueux.**
- **Quatrième phase : caillots sanguins, protubérances marquées des veines.**

CIRCULATION SANGUINE

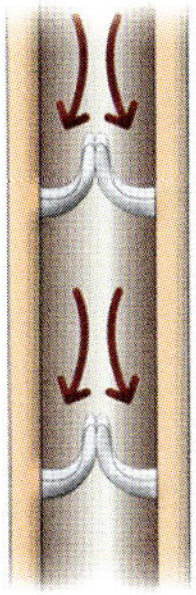

Dans une veine saine, les valvules se ferment pour empêcher le reflux du sang. Dans une veine variqueuse, ces valves ne fonctionnent pas correctement et deviennent perméables.

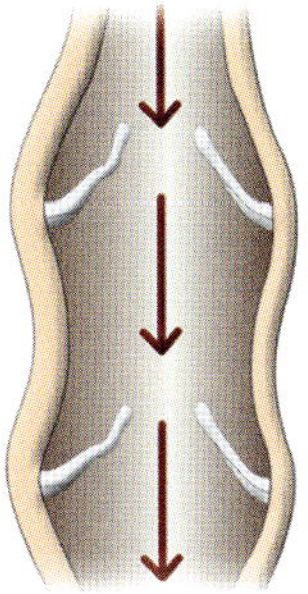

ALERTE : CAILLOTS SANGUINS ET ÉCLATEMENT DE VEINES

Les varices peuvent engendrer deux types de complications très sérieuses : les blocages (causés par les caillots sanguins) et l'éclatement des veines. Les caillots sanguins sont caractérisés par une douleur intense. Ils se manifestent par des enflures et des rougeurs, semblables à des tumeurs, qui ne se dissipent pas même quand vous surélevez les pieds. Les éclatements des veines posent des risques plus graves car les personnes qui en sont atteintes perdent rapidement beaucoup de sang. Les chevilles sont les plus prédisposées à la rupture de veines. Lorsqu'elle se produit, appliquez une pression sur cette zone pour arrêter l'hémorragie et rendez-vous immédiatement chez le médecin ou à l'hôpital.

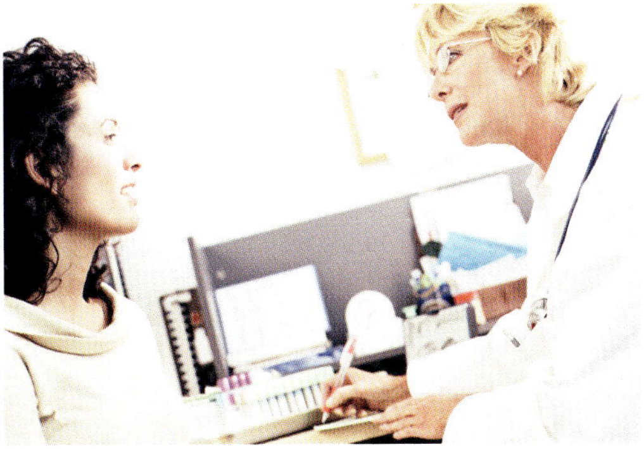

SYMPTÔMES

Des veines bleutées, dilatées et bosselées, d'une couleur rouge foncé ou pourpre sont les symptômes les plus évidents de cette maladie. Cependant, dans certains cas, des symptômes tels que la douleur et la démangeaison se manifestent avant l'apparition des veines bleutées sous la peau. Un bon nombre de personnes affligées de varices n'ont ni douleur ni malaise, et seuls les aspects visibles des varices sont évidents. Les varices tendent à se manifester sur la face interne des jambes et des chevilles, et tout particulièrement par temps chaud. Dans certains cas, les symptômes sont plus pénibles lorsque les varices se forment que lorsqu'elles sont complètement développées.

Les causes les plus fréquentes

Les facteurs qui provoquent les varices sont d'origines multiples ; de plus, d'autres données peuvent en influencer l'évolution, sinon provoquer le développement des veines variqueuses. Bien que l'hérédité joue un rôle important, il existe un nombre considérable de facteurs liés aux habitudes et à l'hygiène de vie.

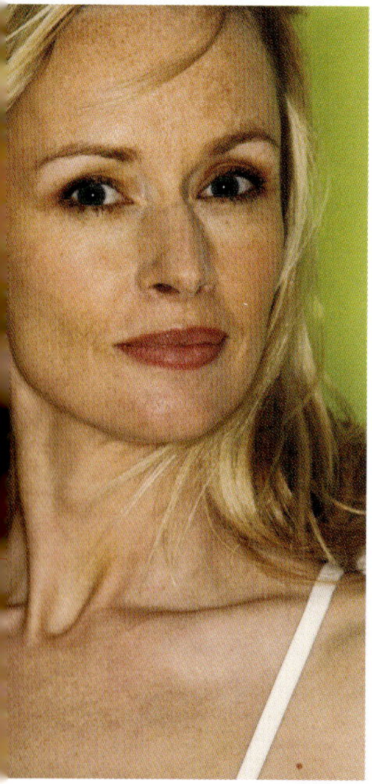

Parmi les facteurs de risque les plus importants, mentionnons :

- **L'hérédité.** Les personnes ayant des antécédents familiaux de varices présentent un risque plus élevé d'en être atteints elles-mêmes. Des études ont démontré que 65 à 70 pour cent des enfants dont les parents (soit du côté paternel soit du côté maternel) ont été atteints de varices risquent également d'en être atteints.
- **Les hormones.** Les femmes sont six fois plus à risque d'avoir des varices que les hommes. Des études ont démontré que les femmes en sont plus sujettes pendant les périodes de changements hormonaux. Pareillement, les changements hormonaux provoqués par la grossesse en augmentent le risque. Les varices peuvent faire une première apparition pendant la grossesse ou s'aggraver en fin de grossesse alors que l'effet de la pression de l'utérus sur les veines des jambes est à son plus fort.
- **L'obésité.** Le surpoids exerce une pression sur les vaisseaux sanguins et les affaiblit. Un excès de poids de plus de 20 pour cent comporte un risque certain.
- **La position assise ou debout.** Le risque est accru pour les personnes qui doivent travailler en position assise ou debout pendant de longues périodes. La station debout peut affaiblir les parois des veines, alors que la position assise peut en exacerber l'irritation.
- **Problèmes physiques.** Les varices peuvent résulter d'une malformation des pieds (les pieds plats, par exemple) ou de problèmes de la colonne vertébrale.

TYPES DE VARICES

Les symptômes varient en fonction de la gravité du problème.

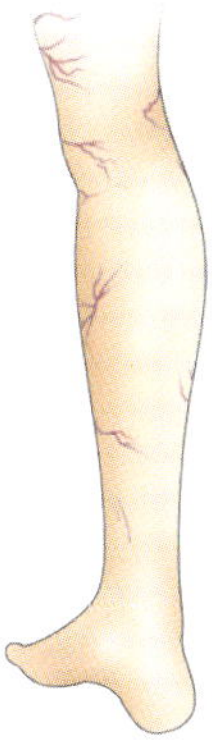

Veines en araignée ou télangiectasie

Il s'agit de ramifications veineuses minces, soit d'une couleur violette ou rouge, et dont les conséquences sont surtout d'ordre esthétique. Elles sont isolées et se manifestent généralement par des lignes fines et plates sur les jambes. Avec le temps, elles ont tendance à prendre de l'expansion et à former des éventails ou des bronchioles circulaires. En se regroupant, elles entravent la circulation sanguine et affaiblissent l'élasticité de la peau et des tissus dermiques. Les veines en araignée sont provoquées par les changements hormonaux qui ont lieu à la puberté, pendant la grossesse et la ménopause.

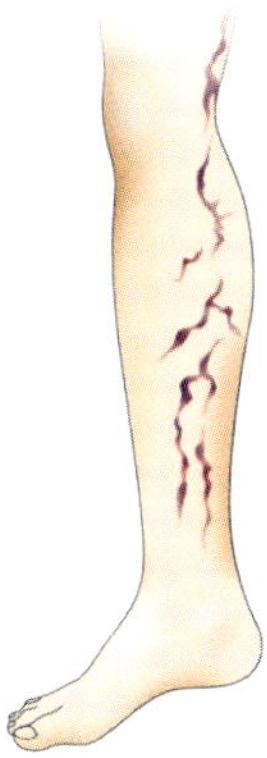

Veines tronculaires

Celles-ci ont un effet sur les veines principales des jambes (les veines en surface). D'un point de vue médical, il s'agit là de la catégorie la plus fréquente de varices. Ce sont des nœuds ou des vaisseaux superficiels épais qui se prolongent sur toute la jambe. Si elles ne sont pas traitées, leur faible apport en oxygène peut nuire aux autres veines et tissus. En plus de présenter un problème d'ordre esthétique, elles peuvent provoquer des caillots sanguins et un éclatement des veines.

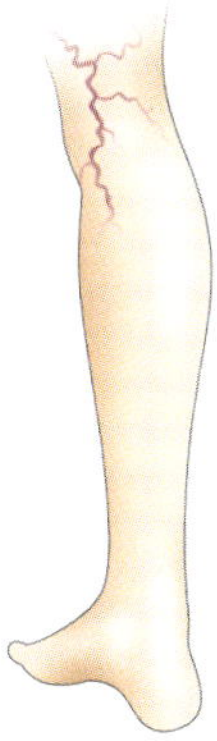

Veines réticulées

Ce sont de petits réseaux variqueux qui font leur apparition aux extrémités inférieures. Elles ont tendance à se manifester à l'arrière du genou ou sur les faces latérales des jambes. Il s'agit là d'un réseau de petits filons qui provoque une sensation de lourdeur, de fatigue et de douleur.

COMPLICATIONS

Les varices, si elles ne sont pas traitées, peuvent engendrer des dermatites, des phlébites et des saignements. La dermatite est une inflammation de la peau qui provoque une desquamation et des démangeaisons. Elle peut également provoquer une décoloration brunâtre sur la face interne de la jambe ou au-dessus de la cheville. Une égratignure ou une éraflure peut évoluer en plaie ouverte ou en ulcère variqueux. La phlébite tend à évoluer spontanément ou à partir d'une plaie. Bien que cette complication soit douloureuse, elle ne présente pas de risque grave. La veine variqueuse aux parois minces produit une protubérance juste sous la peau. Frapper ou gratter une grande veine variqueuse peut provoquer une hémorragie importante. Les veines variqueuses saignent plus que les veines saines à cause de leur pression sanguine anormalement élevée.

Options de traitement

La prévention des varices commence par une bonne forme physique et une alimentation saine. Une bonne hygiène de vie est la clé du succès pour traiter les problèmes variqueux.

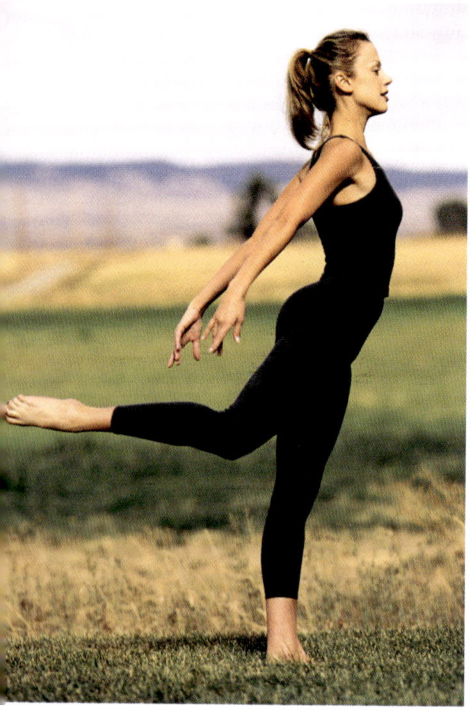

✚ Contrairement aux autres symptômes ou malaises physiques, les varices ne font pas partie des symptômes liés au vieillissement. Des études ont révélé que les varices sont plus fréquentes en Occident et qu'elles découlent de notre mode de vie effréné. Il a été démontré qu'un mode de vie sédentaire et un régime alimentaire à l'occidentale (riche en gras et en glucides) nuisent à la santé et à la bonne marche de l'organisme, et les varices ne sont qu'un symptôme parmi d'autres de toute une gamme de problèmes de santé. De mauvaises habitudes de vie sont la cause principale de la plupart des malaises physiques et psychologiques tels que la cellulite, l'embonpoint, les maux de dos et le stress. Ces malaises découlent par exemple d'une mauvaise posture en station debout ou assise, de vêtements trop serrés ou d'une vessie restée pleine trop longtemps. Voici quelques conseils pour vous aider à modifier vos habitudes et qui favorisent la bonne santé du corps et de l'esprit :

■ **Maintenez un poids santé.** Si votre poids est excessif, il est préférable de perdre quelques kilos. Vous soulagerez ainsi la pression exercée par le surpoids sur les capillaires.

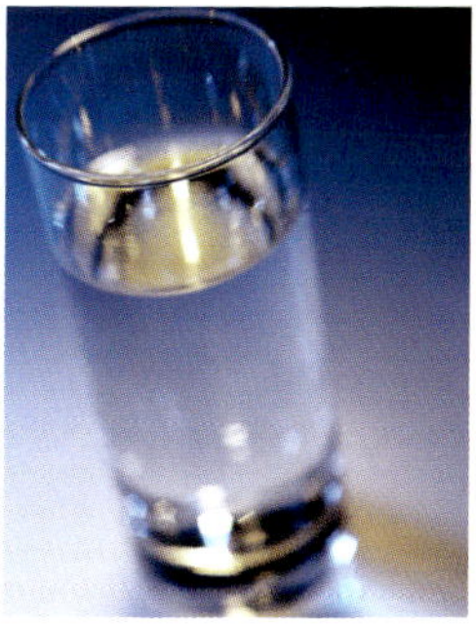

■ **Mangez plus de fibres.** Un régime pauvre en fibres peut causer la constipation, laquelle peut provoquer l'apparition des varices. Il a été démontré que la pression exercée sur les veines du rectum pour faire passer les selles peut se transmettre aux veines des jambes, ce qui accroît le risque de varices. La meilleure méthode naturelle de prévenir la constipation est de favoriser une bonne digestion en mangeant des aliments riches en fibres, tels que les céréales de grains entiers ainsi que les fruits et les légumes frais. De plus, il est conseillé de boire au moins huit verres d'eau chaque jour pour prévenir la constipation.

■ **Évitez les exercices aérobiques à impact élevé.** Les exercices aérobiques à impact élevé, la course à pied, le vélo de haut niveau ou toute autre activité intense, peuvent augmenter la tension artérielle dans les jambes et accentuer les problèmes variqueux.

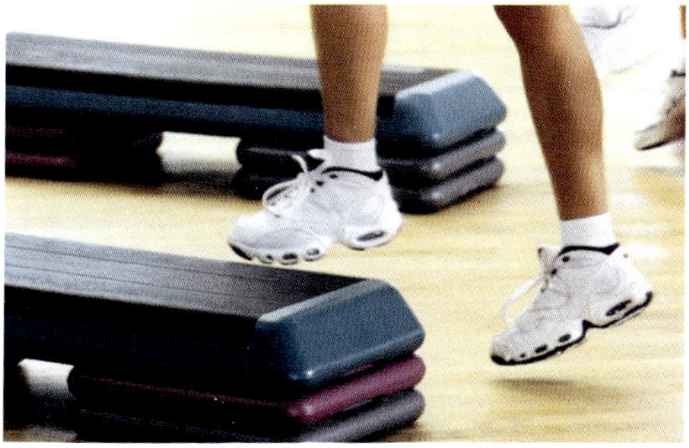

THÉRAPIES COMPLÉMENTAIRES

Les traitements naturels peuvent soulager les malaises provoqués par les varices, surtout lorsqu'ils sont utilisés en tant que thérapies complémentaires aux traitements médicaux conventionnels. Vous pouvez également prévenir les varices par des traitements maison à base de plantes médicinales. Parmi les traitements les plus efficaces, mentionnons :

- **le yoga,**
- **les massages et les automassages,**
- **la réflexologie,**
- **l'hydrothérapie,**
- **la phytothérapie,**
- **la thérapie nutritionnelle.**

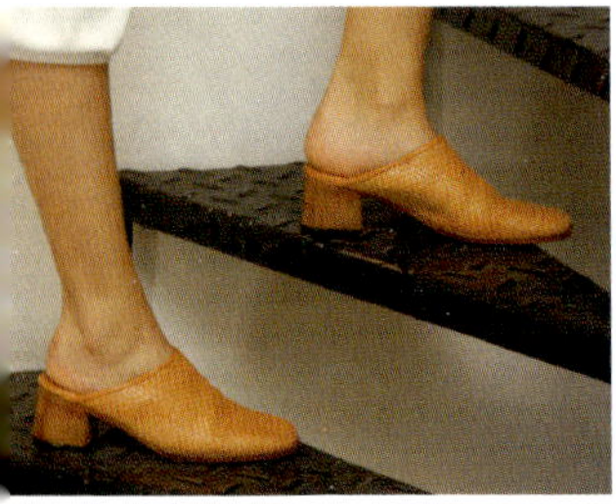

■ **Portez de bonnes chaussures.** Les talons hauts et les chaussures à semelles plates qui ne soutiennent pas le pied peuvent engendrer des complications de la circulation sanguine. Il est préférable de porter des chaussures qui soutiennent bien le pied. Le choix idéal est un talon de 3 à 4 cm (1 pouce 1/2).

■ **Changez de position.** La station debout ou assise pendant de longues périodes peut nuire à la circulation normale, ce qui augmente le risque de varices, en plus d'exacerber les problèmes variqueux déjà présents. Au travail, si vous devez rester longtemps assis ou debout, variez la position fréquemment ou marchez pendant quelques minutes.

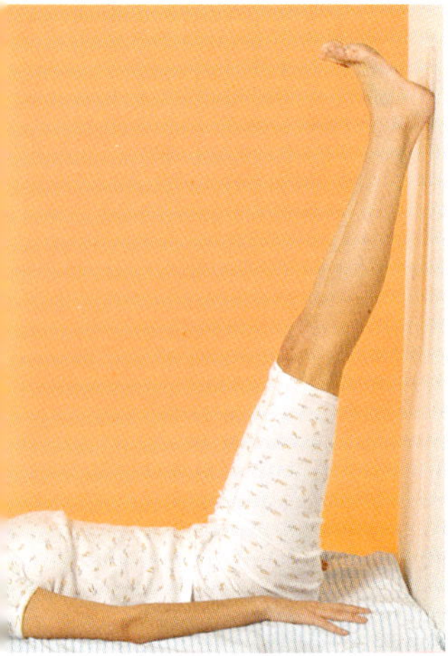

■ **Surélevez les pieds.** Pour encourager le retour du sang veineux des pieds vers le cœur, surélevez les pieds aussi haut que possible avant d'aller au lit. Pour un soulagement efficace, allongez-vous au lit et placez les pieds contre le mur à un angle de 70 à 90 degrés ; gardez cette position de 15 à 20 minutes. Ou encore, dormez en surélevant le pied du lit de quelques centimètres (en plaçant un oreiller sous le matelas, par exemple), de sorte que le sang circule correctement dans les jambes pendant la nuit.

■ **Ne portez pas des vêtements trop serrés.** Les corsets et les porte-jarretelles, par exemple, exercent une pression sur certains points clés des hanches et entravent la circulation sanguine.

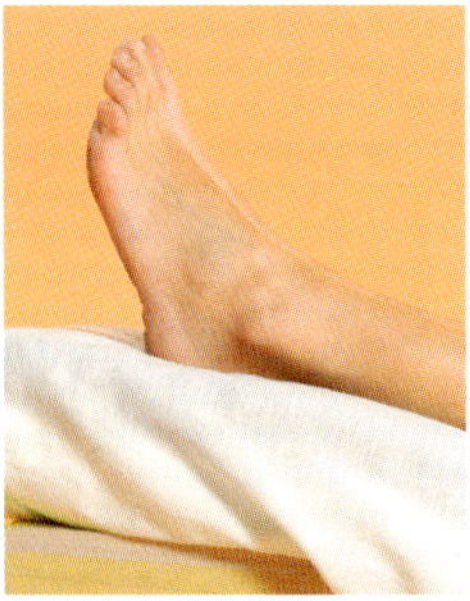

■ **Portez des bas.** Ils exercent une pression qui favorise la circulation du sang à partir des chevilles et vers le haut, ce qui améliore la tension artérielle d'une manière générale.

■ **Évitez les aliments épicés, salés et gras.** Ces trois types d'aliments nuisent à la santé et tout particulièrement à celle des veines des jambes, surtout si vous avez une prédisposition héréditaire aux varices.

■ **N'exposez pas les jambes à la chaleur directe.** La chaleur affecte la circulation sanguine, surtout lorsque les veines sont affaiblies. Évitez donc de placer les jambes trop près d'une source de chaleur. N'utilisez pas de cire chaude pour les épiler et ne les exposez pas au soleil de midi.

■ **Évitez la pilule contraceptive.** À cause de leurs composantes hormonales, les pilules contraceptives peuvent être un facteur contribuant à la formation des varices. Leur utilisation prolongée est déconseillée : optez plutôt pour d'autres moyens de contraception.

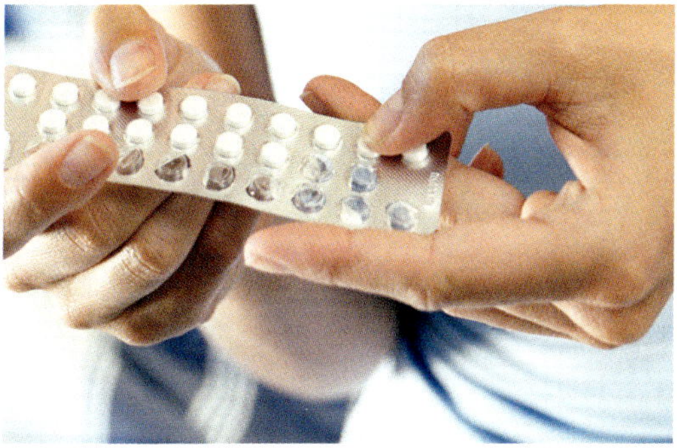

■ **Ne fumez pas.** Le tabagisme accroît le risque de varices car il laisse des résidus toxiques qui affectent la circulation sanguine.

■ **Ne croisez pas les jambes.** La plus grande partie des veines et des vaisseaux lymphatiques se trouvent à l'arrière des genoux. En vous asseyant les jambes croisées, vous exercez sur les jambes une pression indue qui ne fait qu'aggraver le problème.

UN SOUTIEN ADÉQUAT POUR LES PIEDS

Lorsque le pied n'est pas bien soutenu (surtout si vous avez les pieds plats), la circulation du sang ne se fait pas vers le haut, ce qui donne lieu à une sensation d'inconfort et à des douleurs aux jambes, au dos et aux hanches, tout particulièrement si vous devez rester debout longtemps. Éventuellement, une mauvaise posture découlant d'un soutien inadéquat de la plante du pied peut provoquer des varices. En portant des semelles orthopédiques, vous préviendrez les douleurs aux jambes et au dos ainsi que les varices. Cependant, n'oubliez pas que seules les semelles orthopédiques prescrites par un spécialiste à la suite d'un examen physique des pieds sont efficaces. Votre médecin est en mesure de poser un diagnostic correct et de prescrire la semelle de correction qui vous convient.

Exercices contre les varices

La natation, le vélo, le golf, la danse et la marche à pied sont recommandés pour prévenir et traiter les varices. Il est préférable de pratiquer ces exercices au moins trois fois par semaine.

Les exercices suivants sont conseillés pour soulager les malaises provoqués par les varices. Vous obtiendrez des résultats positifs en les pratiquant 15 minutes par jour.

1. *Placez-vous debout, les jambes légèrement écartées, et marquez le pas sur place. Au cours de l'exercice, fléchissez les jambes l'une après l'autre en soulevant la cheville autant que possible. Adoptez un rythme rapide pour accroître la circulation sanguine vers le haut. Arrêtez-vous au bout de deux minutes.*

2. *Placez-vous sur la pointe des pieds, puis sur la plante. Continuez ce mouvement en alternance pendant deux minutes.*

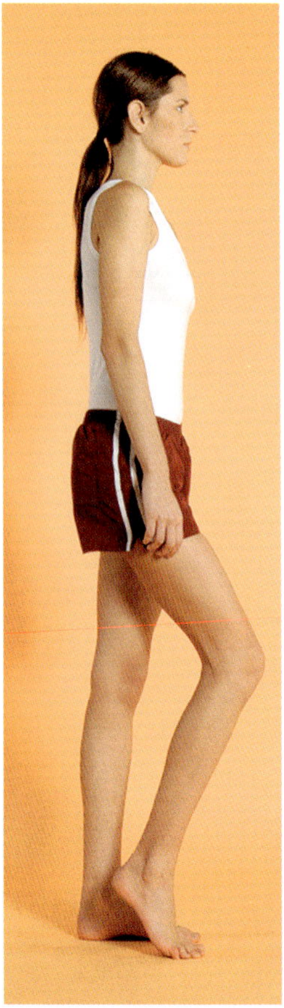

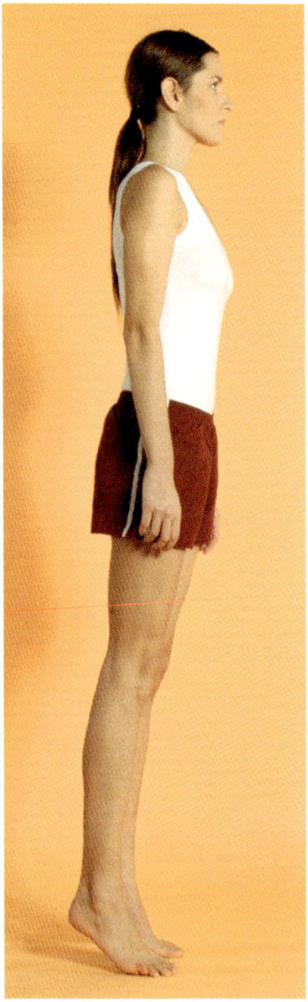

EXERCICES PHYSIQUES CONSEILLÉS

Des exercices modérés tels que la marche à pied, la natation et le vélo sont très bénéfiques pour les personnes atteintes de varices. Ce type d'activité, sans être exténuante, améliore la circulation et n'exerce pas de pression trop forte pouvant aggraver les varices ou provoquer des saignements. Lorsque vous marchez, n'oubliez pas de porter des chaussures confortables aux semelles convenables pour amortir l'impact du poids de votre corps. Lorsque vous nagez, l'eau soutient le corps de sorte que le risque de blessures aux articulations ou aux muscles est minime. Quand vous pédalez à vélo et que vous faites des mouvements circulaires réguliers, la circulation sanguine s'en trouve stimulée. De plus, ces trois types d'exercice vous aident à garder un poids santé.

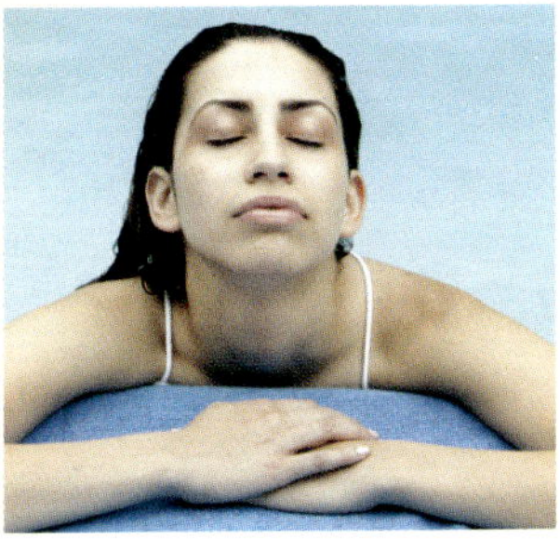

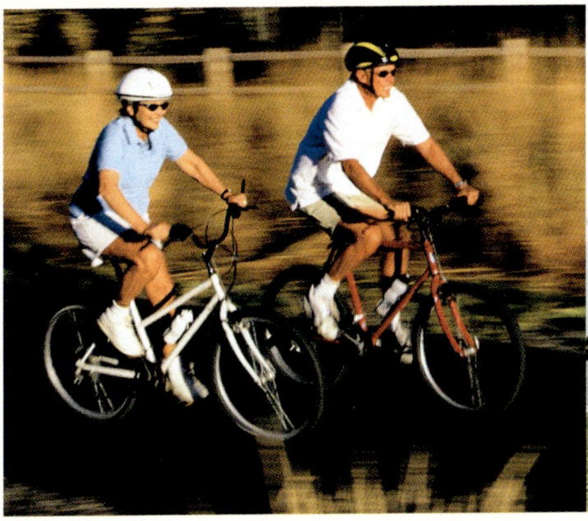

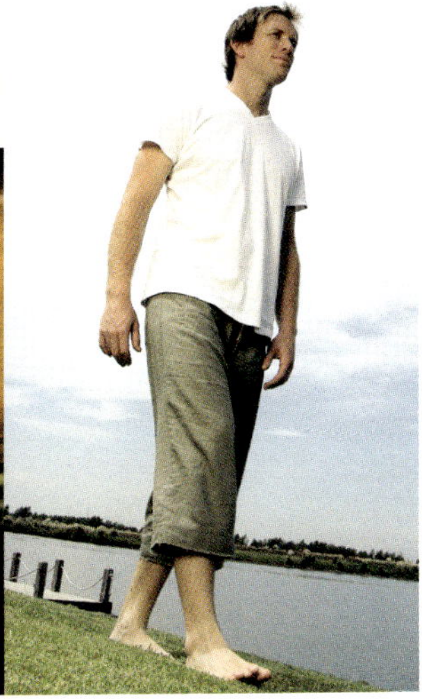

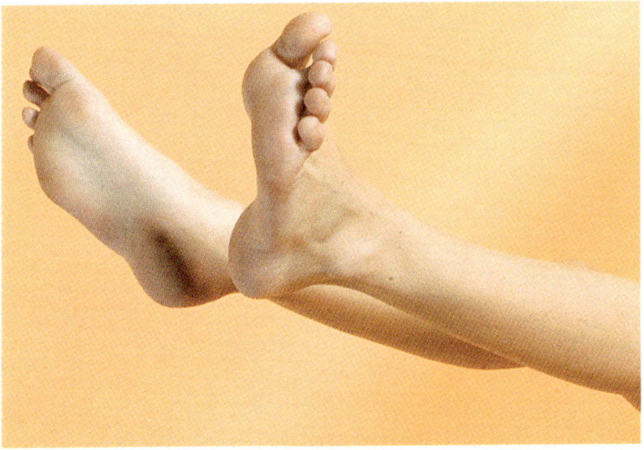

3. *Placez les jambes en extension, tournez les pieds vers l'extérieur, puis vers l'intérieur en alternance. Pratiquez l'exercice pendant une minute.*

4. Allongez-vous par terre ou sur un lit, les jambes en extension, et pointez les orteils vers l'intérieur, puis vers l'extérieur. Pratiquez l'exercice pendant une minute.

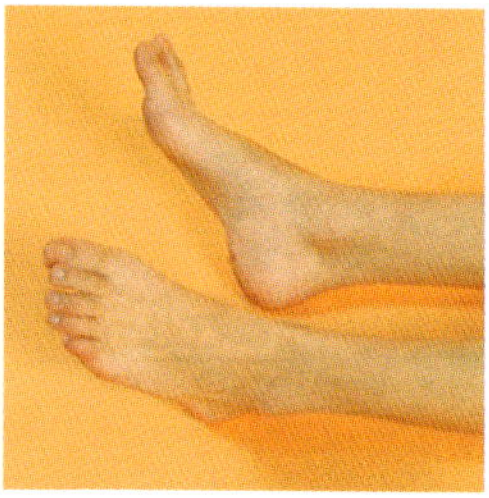

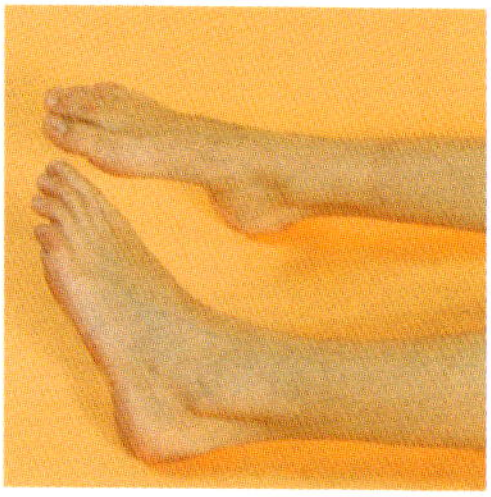

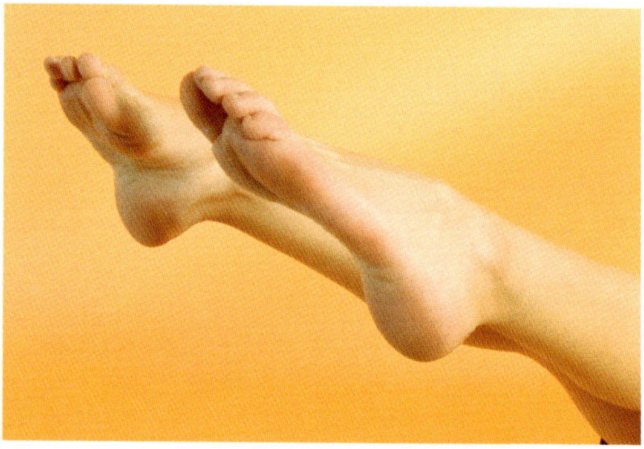

5. Allongez-vous en surélevant les jambes et pointez les orteils vers l'intérieur puis vers l'extérieur tout en imprimant une rotation aux chevilles. Pratiquez l'exercice pendant deux minutes.

UN ACCESSOIRE INDISPENSABLE

Des bas ou des collants de contention ou de compression sont tout à fait conseillés pour prévenir l'apparition et la propagation des varices car ils favorisent le retour du sang vers le cœur. Il est préférable de porter les bas ou les collants tous les jours, surtout si vous faites une activité physique ou que vous prévoyez être en position debout ou assise pendant longtemps. D'une manière générale, les critères suivants doivent être respectés pour le port de bas de contention à des fins thérapeutiques :

- La pression doit être distribuée également des chevilles aux cuisses.
- Le talon doit être fermé pour assurer une pression suffisante sur la cheville.
- Les bas ne doivent pas comprimer les orteils.
- Les bas doivent être faits d'un tissu doux et confortable.
- Les bas ne doivent pas vous faire transpirer.
- Choisissez des bas faits de fibres de bonne qualité pour éviter les réactions allergiques.

Les effets thérapeutiques des bas dépendent de la pression qu'ils exercent, laquelle peut varier d'un bas à l'autre. Votre médecin sera en mesure de prescrire le degré de pression qui vous convient afin d'assurer une circulation sanguine efficace vers le cœur.

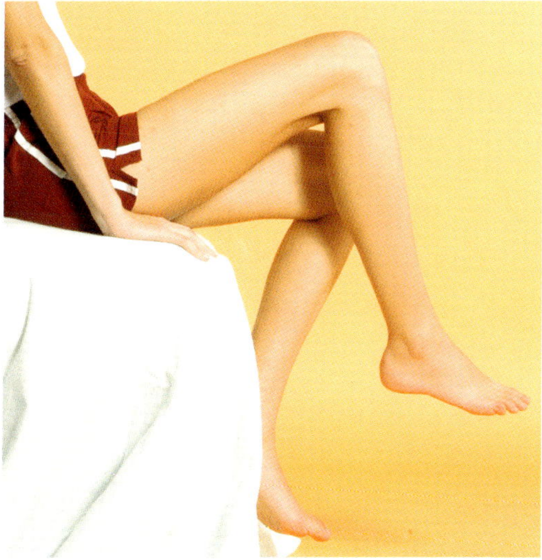

6. *Asseyez-vous au pied du lit et faites des mouvements de jambes comme si vous pédaliez pendant deux minutes.*

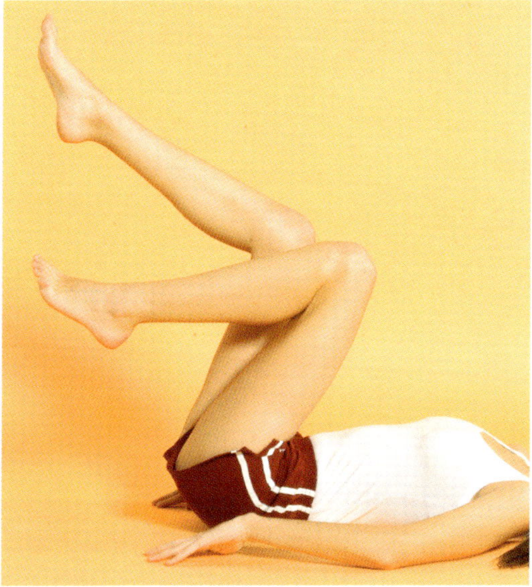

7. *Allongez-vous sur le dos, par terre ou sur un lit, et faites des mouvements amples et circulaires de pédalier avec les jambes pendant deux minutes.*

EXERCICES AVEC LES BAS DE CONTENTION

Les exercices suivants sont une bonne façon de contrer la gravité à l'aide du soutien de bas de contention.

- **Enfilez les bas de contention.**
- **Allongez-vous ensuite sur le dos et surélevez les jambes tout en plaçant les pieds contre le mur.**
- **Gardez cette position pendant deux minutes.**

Cet exercice favorise le retour du sang vers le cœur et draine le sang des veines qui, sinon, risque de faire enfler les jambes. Répétez l'exercice aussi souvent que vous le voulez au cours de la journée, vous vous sentirez mieux.

Retrouvez l'harmonie

Les techniques d'étirement et de relaxation du yoga sont tout particulièrement indiquées pour les problèmes variqueux. Certaines positions telles que la Charrette et la Chandelle favorisent la circulation et le drainage du sang des jambes car les jambes sont placées au-dessus de la tête.

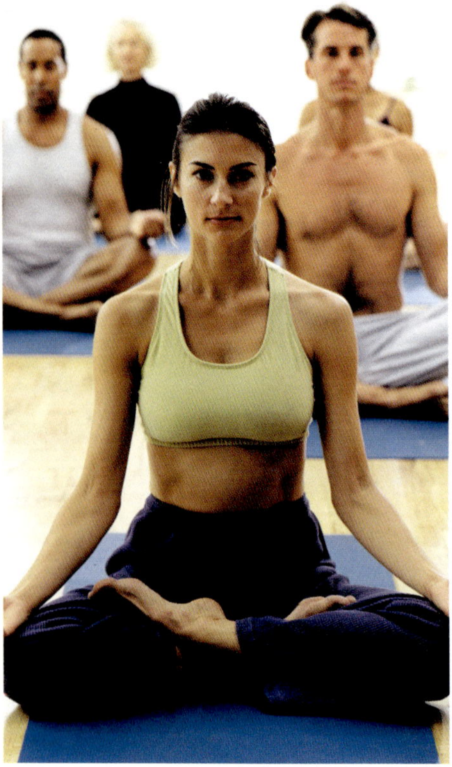

Sauf lorsque nous nous allongeons pour dormir, nous vivons pour la plupart en position debout ou assise, ce qui signifie que notre tête est toujours la partie la plus haute de notre corps. Le yoga est une thérapie qui vise à atteindre l'unité de l'esprit, du corps et de l'âme par la pratique de postures corporelles, de la respiration, de la relaxation, de la concentration et de la méditation. Le hatha-yoga, la forme la plus souvent pratiquée de cette discipline, fait appel à de nombreuses asanas inversées. Les asanas inversées renversent l'action de la gravité sur le corps : au lieu de s'exercer vers les pieds, cette action se trouve dirigée vers la tête. Ces exercices favorisent une bonne circulation du sang vers la tête, nourrissent les neurones et éliminent les toxines. Dans ces positions, le sang circule vers le cœur, prévenant ainsi les varices tout en soulageant les malaises provoqués par les problèmes variqueux existants.

LA CHAISE BERÇANTE

Cette position se compose d'une série de mouvements qui sont pratiqués au début d'une session de yoga pour réchauffer le corps. Elle est conseillée pour améliorer la circulation sanguine dans les jambes. Comme son nom le suggère, cette *asana* berce le corps tout en évacuant les tensions, ce qui en fait un bon exercice à pratiquer avant d'aller au lit.

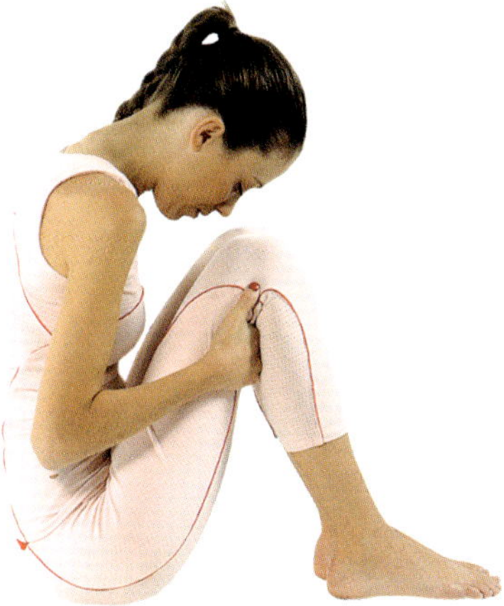

1. *Asseyez-vous par terre (ou sur un tapis matelassé), les genoux fléchis et la plante des pieds contre le sol. Entourez l'arrière des genoux avec les mains, les pouces vers l'extérieur. Gardez le menton contre la poitrine pour éviter les blessures au dos. Bercez-vous lentement vers l'arrière. Basculez ensuite les jambes vers l'arrière avec les mains et inspirez alors que votre dos entre en contact avec le sol. N'oubliez pas de garder le menton contre la poitrine. Expirez et revenez à la position initiale. Faites ce mouvement de bascule de 10 à 15 fois.*

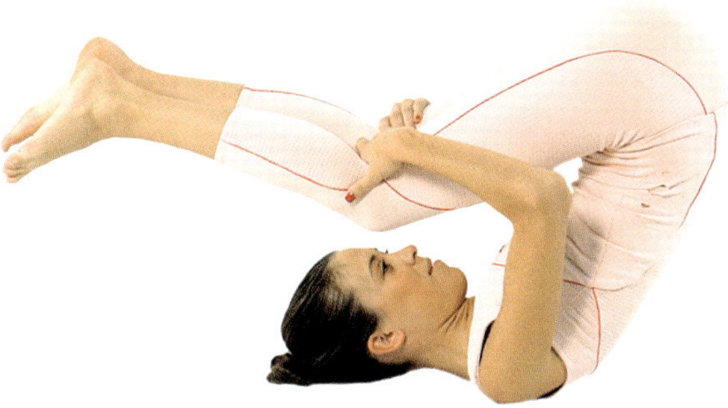

2. *Soulevez les pieds en soutenant les jambes avec les mains, puis bercez-vous vers l'arrière et vers l'avant à cinq ou six reprises, chaque fois en gardant les genoux fléchis en préparation à l'étape suivante. Inspirez et profitez de l'élan pour basculer les jambes derrière la tête. Si vous le pouvez, essayez de toucher le sol de la pointe des pieds. Expirez et basculez vers l'avant sans soulever le menton. Répétez ce mouvement encore 10 ou 15 fois. Pour terminer, allongez-vous quelques minutes afin de vous détendre.*

LA CHANDELLE

Cette position favorise le mouvement du sang vers le cœur, améliore la circulation sanguine et prévient les varices.

1. *Allongez-vous par terre et placez les bras en extension le long du corps pour ensuite soulever les jambes à un angle de 90 degrés par rapport au torse. Expirez, puis inspirez tout en soulevant les hanches et le dos et basculez ensuite les jambes au-dessus de la tête.*

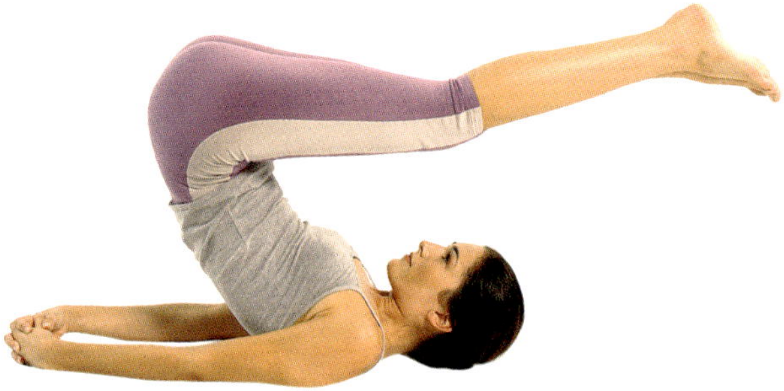

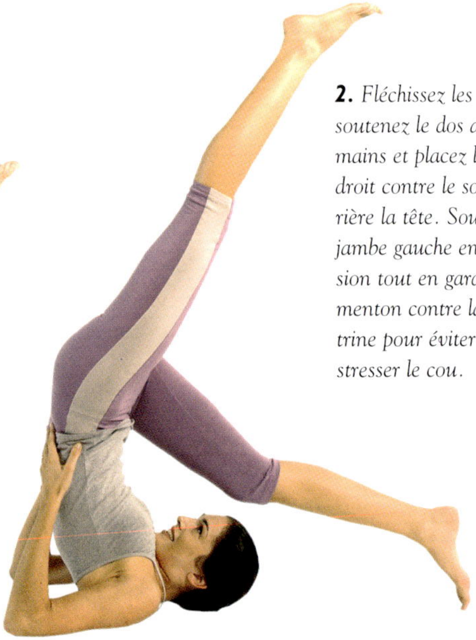

2. *Fléchissez les coudes, soutenez le dos avec les mains et placez le pied droit contre le sol derrière la tête. Soulevez la jambe gauche en extension tout en gardant le menton contre la poitrine pour éviter de stresser le cou.*

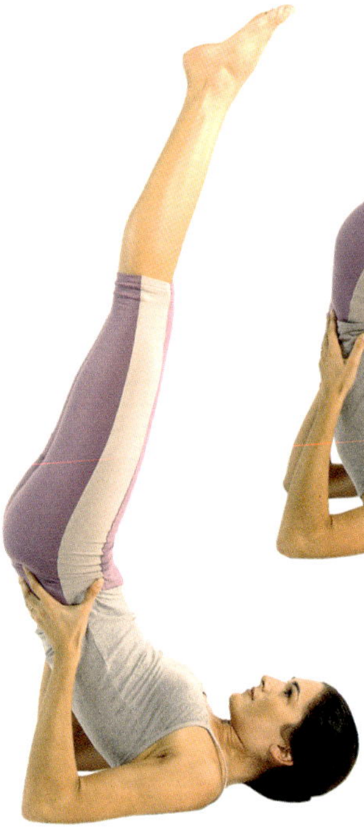

3. *Soulevez la jambe droite en extension, les orteils vers le plafond, et gardez cette position aussi longtemps que possible. Pour terminer, baissez lentement le torse tout en fléchissant les genoux, en plaçant au fur et à mesure chaque vertèbre dorsale contre le sol.*

L'ANGLE DROIT

Cette position favorise la circulation sanguine tout en décongestionnant les jambes. Il en existe plusieurs variantes faisant appel aux différents degrés d'habileté des adeptes du yoga.

Si vous souffrez d'hypertension artérielle, il est préférable de placer un oreiller ou un petit coussin sous votre tête lorsque vous pratiquez cette position, ou *asana*.

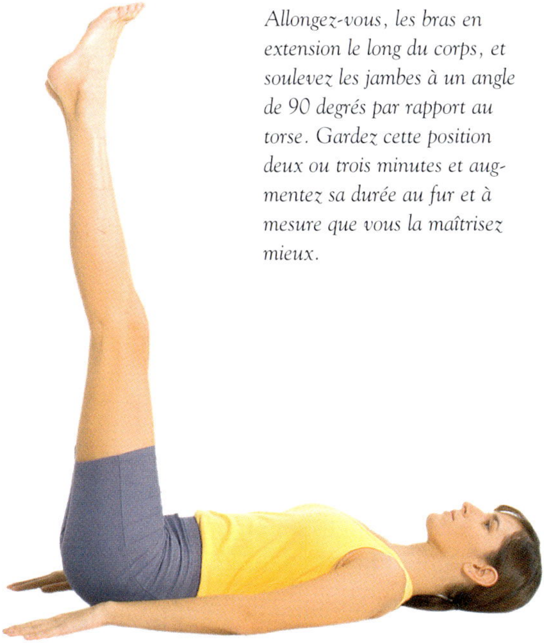

Allongez-vous, les bras en extension le long du corps, et soulevez les jambes à un angle de 90 degrés par rapport au torse. Gardez cette position deux ou trois minutes et augmentez sa durée au fur et à mesure que vous la maîtrisez mieux.

Variante 1

S'il vous est difficile de maintenir les jambes à la verticale, prenez appui contre un mur pour les soutenir.

Variante 2

Il s'agit ici de fléchir les genoux et de placer les jambes en appui sur le siège d'une chaise ; le siège de la chaise doit être à la hauteur des genoux.

EXERCICES DE RESPIRATION

Les exercices de respiration profonde que propose le yoga soulageront davantage les malaises en augmentant l'apport d'oxygène dans le sang. Allongez-vous sur le dos et placez les talons sur le siège d'une chaise. Respirez lentement et de manière constante par le diaphragme et par le nez.

Mise en garde. Ne pratiquez pas cette technique de respiration si vous souffrez d'hypertension artérielle ou de problèmes cardiaques, ni sans avoir consulté votre médecin au préalable.

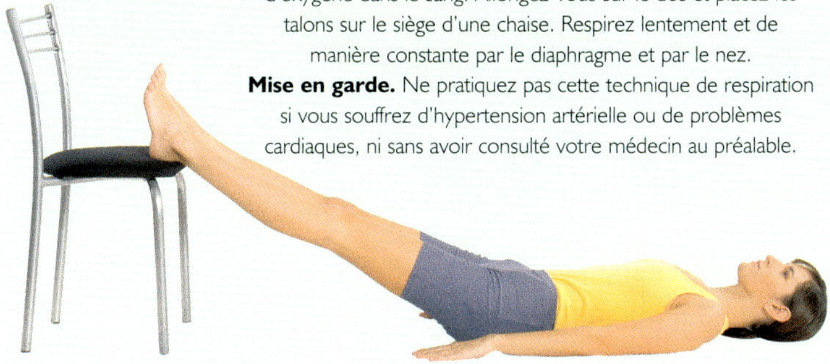

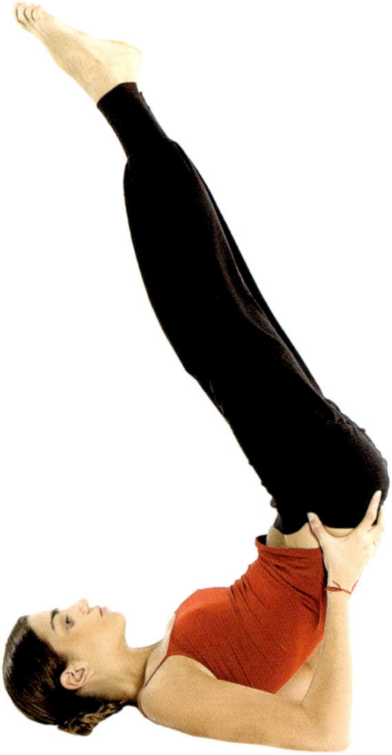

LA CHARRETTE

C'est une bonne position pour la circulation sanguine.

1. *Commencez en vous allongeant sur le dos, les jambes jointes, les bras le long du corps et la paume des mains contre le sol. Placez le menton sur la poitrine et comprimez les muscles du dos contre le sol. Inspirez par le nez et soulevez les jambes à un angle de 90 degrés par rapport au torse. Expirez, puis inspirez en soulevant les hanches, tout en soutenant le dos avec les mains.*

2. *Sans fléchir les genoux, étirez les jambes derrière la tête jusqu'à ce que les orteils touchent le sol. Les bras demeurent en extension, la paume des mains contre le sol. Gardez cette position tout en respirant lentement et profondément. Inspirez lentement par le nez, puis baissez doucement les jambes en expirant. Concentrez-vous sur vos vertèbres au fur et à mesure qu'elles entrent en contact avec le sol.*

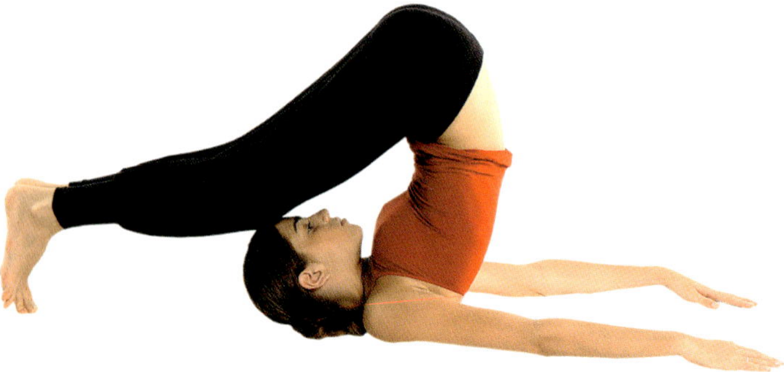

SOUPLESSE ET HARMONIE

Le yoga est une discipline conçue pour améliorer la souplesse et l'harmonie du corps. Les exercices s'effectuent en mouvements libres et sans contrainte. Lorsque vous pratiquez les asanas, pensez à bien vous détendre. Il n'y a pas lieu d'en faire trop. Pensez à faire des mouvements tout en douceur et ne forcez pas les positions. Avec le temps et de la bonne volonté, votre santé va s'améliorer naturellement et vous serez en harmonie avec votre corps. Il est important de faire preuve de modération, de patience et de constance pour éviter les effets secondaires tels que les muscles endoloris et la fatigue.

SIDDHASANA

Une bonne position pour la circulation sanguine.

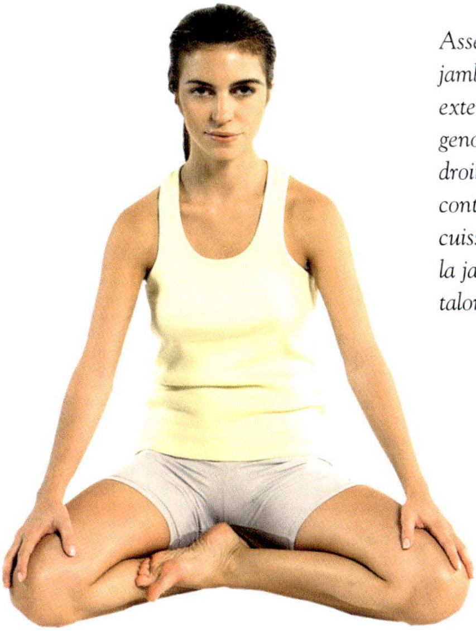

Asseyez-vous sur le sol, les jambes écartées et en extension, les mains sur les genoux. Pliez la jambe droite, en plaçant le talon contre l'intérieur de la cuisse gauche. Pliez ensuite la jambe gauche et placez le talon près de l'os pubien.

LA POSITION DU LOTUS

Asseyez-vous sur le sol, les jambes écartées et en extension. Saisissez le pied droit avec les deux mains et placez-le sur la partie supérieure de la cuisse gauche, à la hauteur de l'aine. Gardez la plante du pied vers le haut et le genou droit au sol. Placez ensuite le pied gauche au-dessus du droit, et contre l'aine. Mettez les mains en coupe, l'extrémité du majeur en contact avec le pouce. Dans cette position des doigts, ou ***mudra***, les mains revêtent une grande importance symbolique. L'union des doigts représente votre lien avec la connaissance universelle et la recherche du lien entre votre conscience et l'Univers. La position du Lotus est tout indiquée pour la méditation. Vous pouvez aussi placer l'index contre le pouce, un symbole de la recherche de l'harmonie et de l'équilibre.

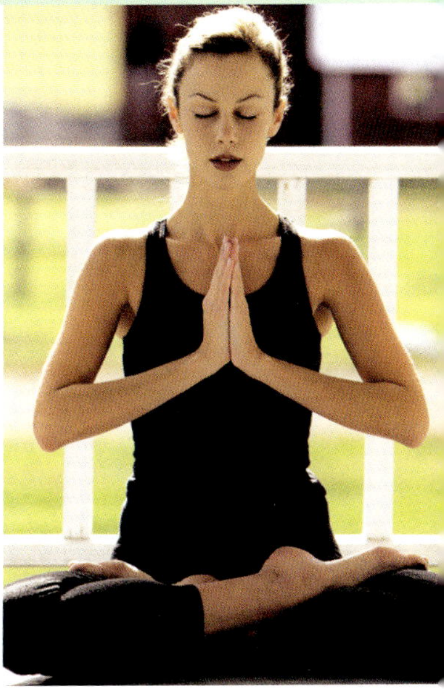

Les mesures qui s'imposent

Le massage est un art de guérison pratiqué depuis plus de trente siècles partout dans le monde. Les exercices suivants sont tout à fait indiqués pour prévenir et soulager les malaises causés par les problèmes variqueux.

Les massages sont des traitements très efficaces contre les varices, car leur pratique stimule la circulation sanguine. Selon leur intensité, ils peuvent agir sur les capillaires ou sur les veines profondes. Il est important de masser en faisant des mouvements qui suivent le flux sanguin. Massez toujours vers le haut, en direction du cœur. Faites attention de ne pas heurter les varices, ce qui risque de provoquer des ulcères qui compliqueraient davantage la maladie et la douleur. Les exercices ou « effleurements » suivants sont conçus spécifiquement pour les personnes atteintes de varices.

EFFLEUREMENTS ÉNERGÉTIQUES

Avant de commencer le massage, procédez à ces effleurements purifiants qui se pratiquent de haut en bas :

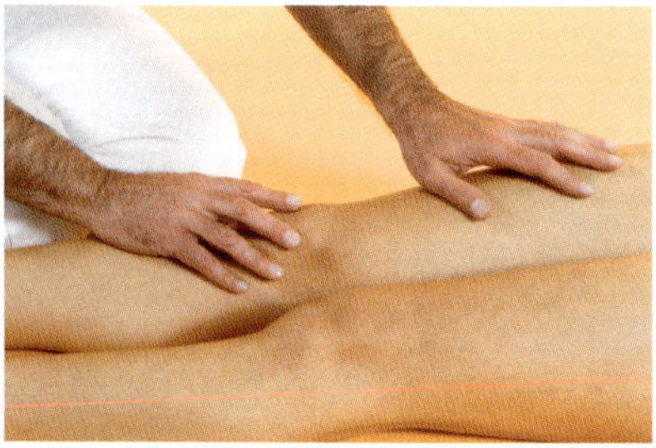

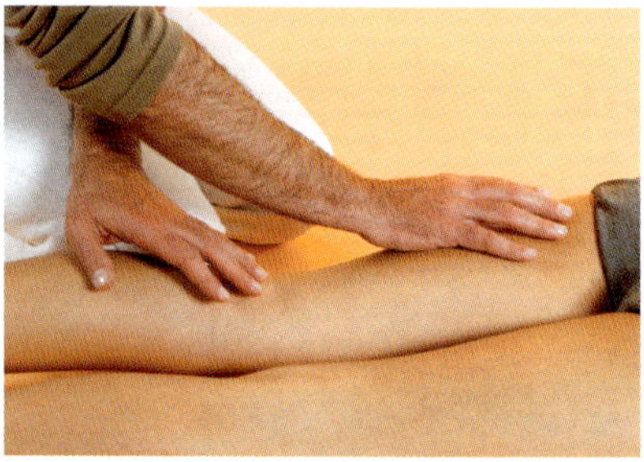

Passez la paume de vos mains sur le corps de la personne massée en faisant un mouvement d'effleurement. Ne faites que toucher légèrement la peau du bout des doigts, et avec des mouvements allongés du haut de la jambe en direction du pied. Les mains travaillent en alternance ; lorsqu'une main termine un mouvement vers le bas, l'autre poursuit ce même mouvement de haut en bas. Répétez cet exercice deux ou trois fois sur chaque jambe. La personne massée se placera ensuite sur le ventre pour recevoir les effleurements énergétiques sur le dos des jambes.

EFFLEUREMENTS APAISANTS

Cet exercice se compose d'effleurements tout en douceur de vos mains sur les jambes, que vous faites dans une seule direction, du bout des doigts.

En exerçant une légère pression, effleurez les jambes de la personne massée, du bas vers le haut. Les mains doivent travailler en alternance, de façon qu'une main poursuive le mouvement amorcé par la première. Répétez deux ou trois fois en gardant un rythme constant. Continuez sur l'autre côté de la jambe et répétez les mêmes mouvements.

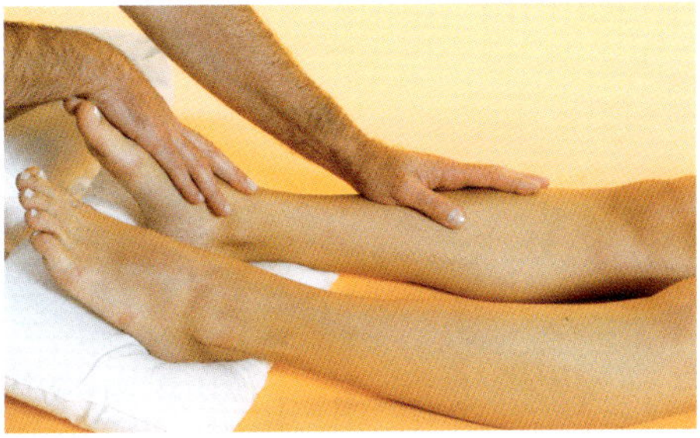

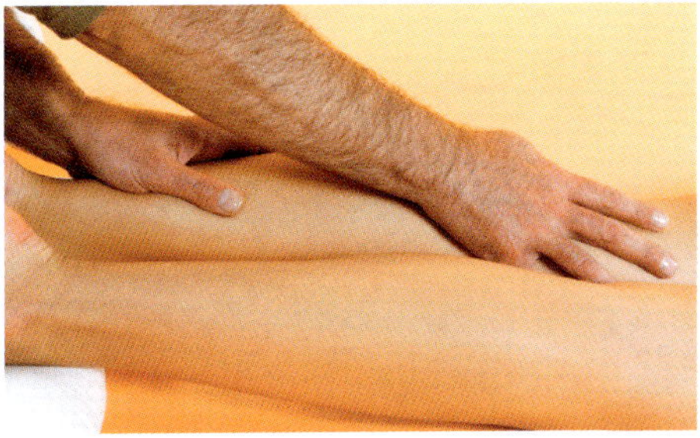

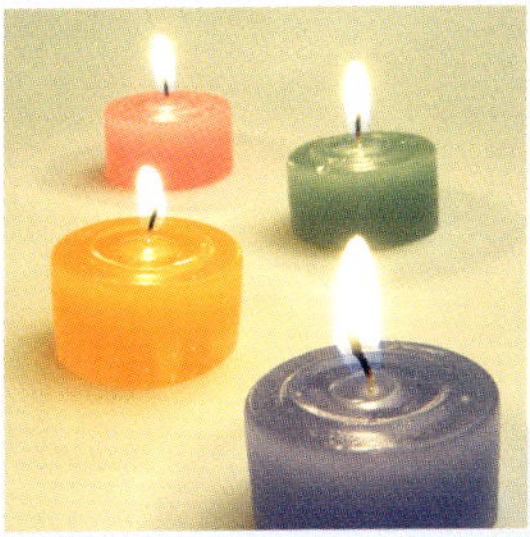

QUELQUES CONSEILS PRATIQUES

- **Un environnement relaxant.** Choisissez un endroit confortable, et suffisamment grand, éclairé et ordonné. La température ambiante doit être confortable.
- **La bonne surface.** Si vous massez quelqu'un qui est allongé par terre, il est préférable d'utiliser un tapis matelassé recouvert d'un drap ou d'une grande serviette.
- **Le silence.** La session doit se dérouler en silence, ou avec une musique de fond apaisante.
- **Les accessoires.** Allumez quelques chandelles ou faites brûler quelques gouttes d'huile essentielle dans un pot en terre cuite pour l'aromathérapie qui dégageront un parfum léger et agréable de lavande ou de citron, par exemple.
- **Un toucher fluide et en douceur.** Puisque les mains se réchauffent rapidement pendant le massage, il se peut que vous éprouviez des contractions musculaires. Nous vous conseillons d'utiliser une crème ou une huile neutre réchauffée à la température du corps.

REGÉNÉRATION DES VEINES

Ce massage se compose de mouvements amples de la paume des mains et des doigts. Il s'agit de caresser la peau doucement mais fermement en faisant des mouvements vers le haut (vers le cœur). Ce massage sert à drainer les fluides de la surface de la peau. Les mouvements des mains favorisent le transport et l'élimination des déchets sanguins pour que la zone massée puisse être nourrie par un apport de sang frais.

Exercez une légère pression sur la tranche du pied, puis remontez jusqu'à la face interne de la cuisse tout en massant le reste de la jambe au passage. Répétez trois fois ; demandez ensuite à la personne massée de s'allonger sur le ventre et complétez le massage sur l'autre côté de la jambe.

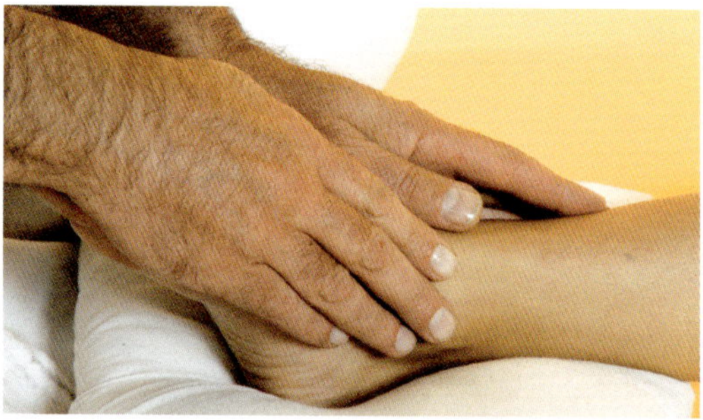

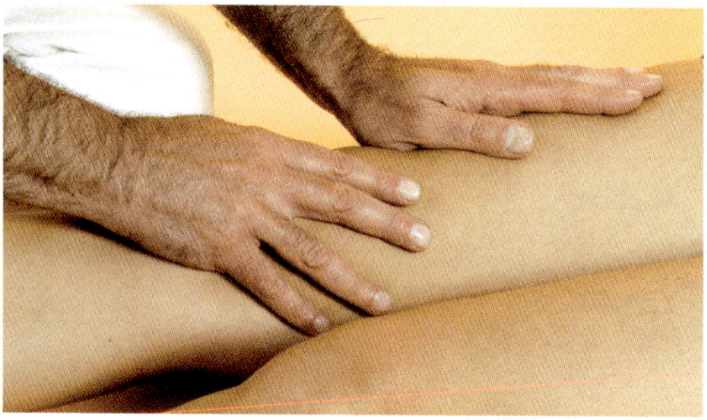

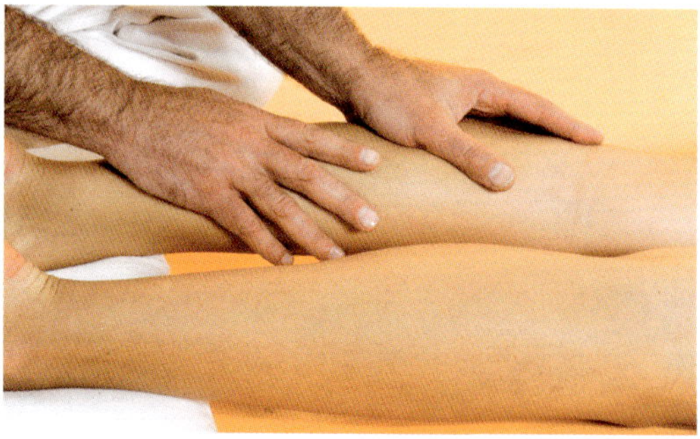

MISE EN GARDE

Lorsque vous pratiquez ce massage, n'oubliez pas qu'il ne faut pas masser les varices directement. Exercez toujours une pression légère.

PÉTRISSEMENTS AVEC LES DOIGTS

Il s'agit de pétrir la peau en massant du bout des doigts. Les mains en coupe et les doigts repliés, faites des mouvements circulaires courts et vers l'extérieur avec chaque doigt. La main droite se déplace dans le sens des aiguilles d'une montre, et la main gauche en sens inverse.

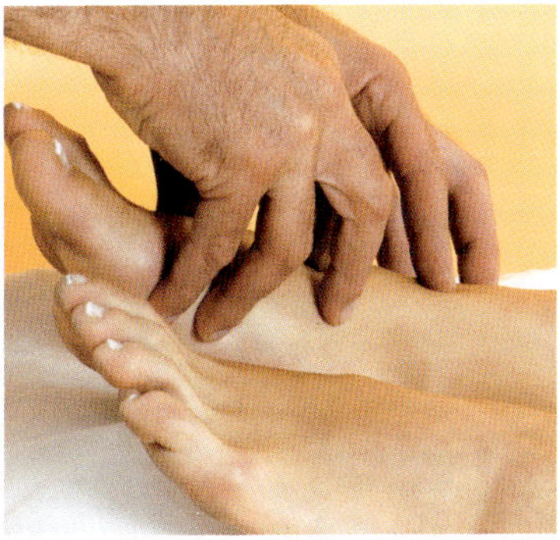

Commencez en massant les pieds. Placez ensuite une main de chaque côté du pied et massez jusqu'au genou, puis vers le bas. Répétez deux ou trois fois en massant toute la surface de la jambe.

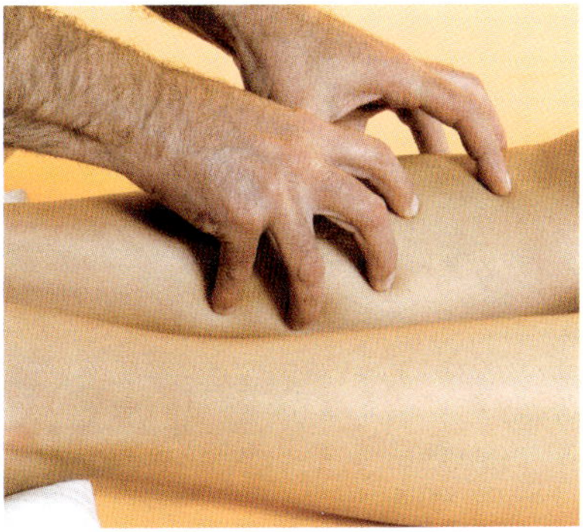

Continuez en massant vers le haut et travaillez le genou.

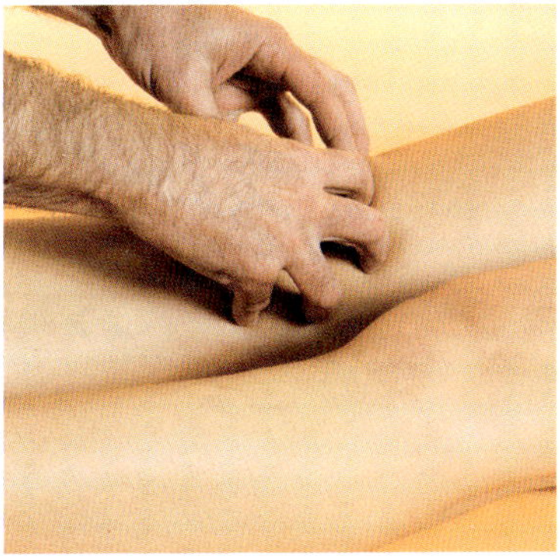

Ensuite, continuez jusqu'à l'aine, tout en faisant des mouvements vers le haut et vers le bas avec chaque main, deux ou trois fois sur chaque cuisse.

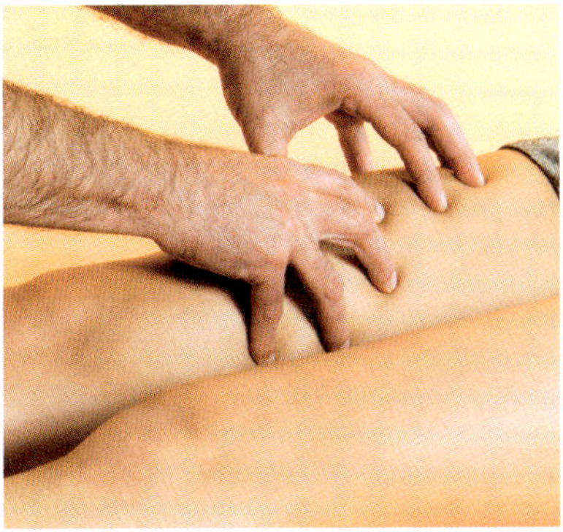

Pour terminer, massez vers le bas jusqu'au pied.

Automassages pour la circulation sanguine

Les techniques de massage *Do-in* favorisent une bonne circulation sanguine. Cette thérapie complémentaire est pratiquée doucement et de manière constante pour procurer un soulagement naturel des malaises causés par les varices.

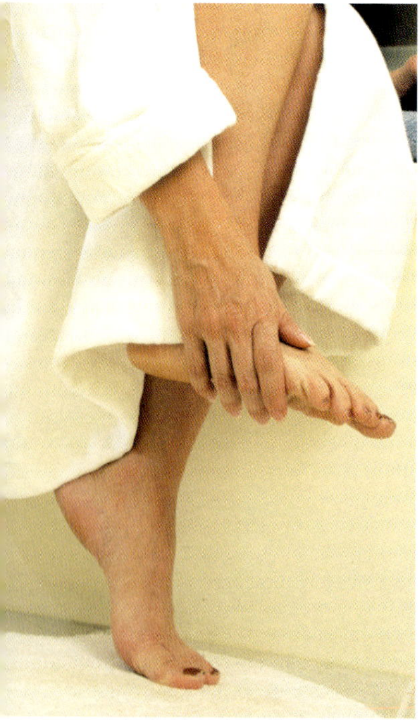

Les automassages *Do-in* puisent leurs origines dans les civilisations orientales de l'antiquité. Les exercices combinent plusieurs techniques dérivées du *shiatsu*, la « physiothérapie par le toucher ». Le *shiatsu* s'apparente à l'acupuncture, cependant sans les aiguilles. Cette technique utilise une série de mouvements conscients et en douceur afin d'accélérer ou de freiner le flux de l'énergie corporelle, pour ensuite l'équilibrer. Dans cette optique, l'efficacité des exercices est fortement influencée par la perception et l'attitude. Il ne suffit pas de les pratiquer étape par étape, il faut aussi être réceptif à la manière dont le massage éveille les sens. Avant de commencer, nous vous conseillons de prendre un bain relaxant.

AUTOMASSAGES AU QUOTIDIEN

- Pratiquez ces massages tous les jours, de préférence le matin.
- Respectez l'ordre dans lequel ils sont présentés ici.
- N'utilisez pas plus d'énergie qu'il n'en faut. Au début, il est probable que vos muscles et vos mains se noueront. Avec le temps et l'expérience, vous saurez faire les exercices tout en étant alerte mais détendu.
- Si vous travaillez toute la journée en position assise, répétez ces massages à la fin de votre journée de travail.

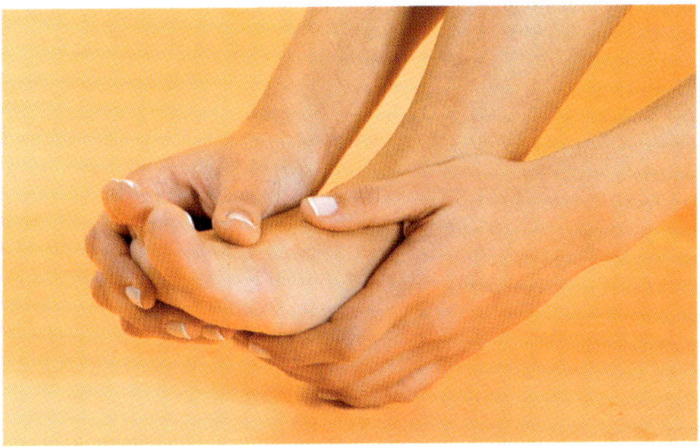

1. Commencez par les pieds, en entourant le pied droit des mains et en massant vers le haut.

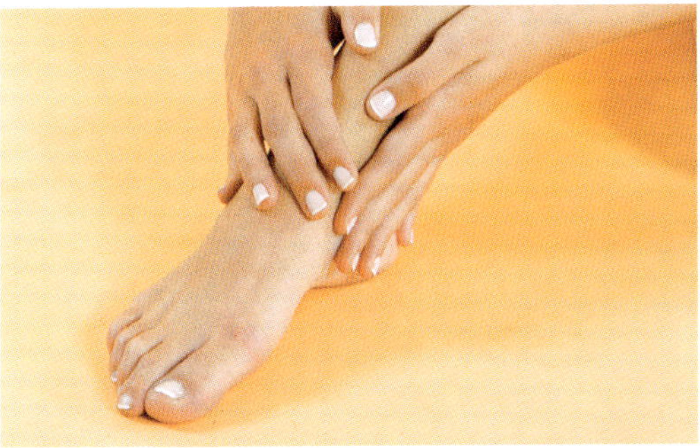

2. Faites des mouvements circulaires sur la cheville, d'une main à la fois et en enlaçant la cheville. Vous pouvez vous servir d'huile ou de crème à la centella asiatique.

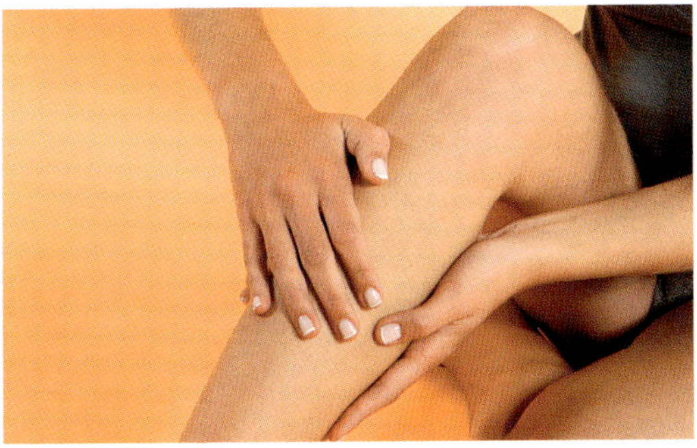

3. Poursuivez le massage avec les deux mains en même temps, en massant vers le mollet et le tibia.

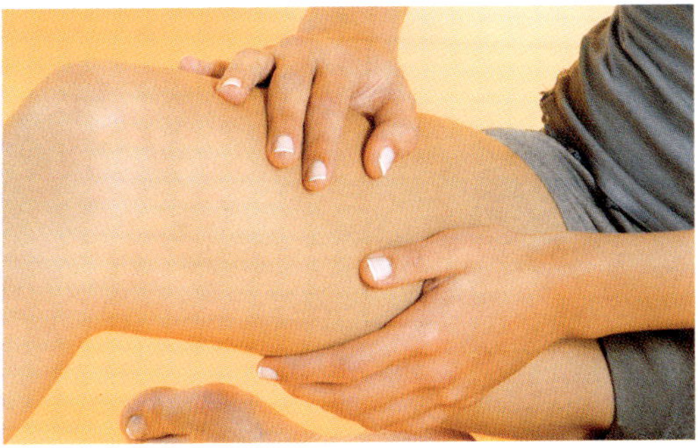

4. Au genou, travaillez sur la rotule avant de masser le reste de l'articulation : servez-vous d'une main à la fois et faites de légers mouvements circulaires. Continuez vers la cuisse jusqu'à l'aine. Soulevez la jambe pour être plus à l'aise. Déplacez ensuite une main vers le haut pendant que l'autre masse vers le bas ; passez ensuite à la partie latérale de la cuisse. Répétez sur l'autre jambe.

Stimuler le retour du sang veineux

Lorsque les valvules à sens unique des veines cessent de fonctionner correctement, le sang stagne dans les veines, ce qui donne lieu à une insuffisance veineuse. Les exercices et les massages suivants aident à soulager les problèmes variqueux.

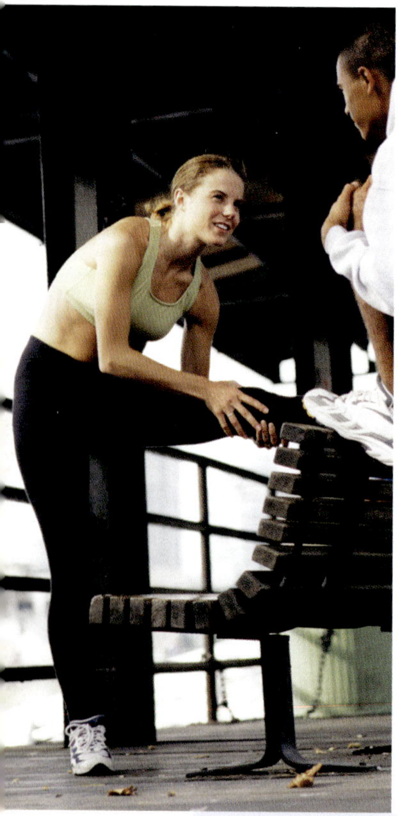

Les artères transportent le sang à partir du cœur vers les tissus de l'organisme. Les veines en assurent le retour dans le sens inverse. Pour ramener le sang vers le cœur, les veines des jambes doivent contrer les effets naturels de la gravité. Les contractions musculaires du bas des jambes (qui agissent un peu comme une pompe) et les parois élastiques des veines ainsi que leurs valvules à sens unique font remonter le sang vers le cœur. Les valvules s'ouvrent pour laisser passer le sang et se referment pour en empêcher le reflux. Pour favoriser ce mouvement de propulsion, nous vous conseillons de faire de l'exercice, de marcher ou de faire du vélo. Les massages pratiqués sur les membres inférieurs peuvent également être bénéfiques. Nous vous présentons aux pages suivantes quelques techniques de massage.

LA MARCHE À PIED

Un programme d'exercices quotidiens peut stimuler la circulation sanguine et prévenir l'apparition de varices. Chaque pas que vous faites communique une impulsion qui amène le sang vers le cœur. Commencez en marchant 20 minutes par jour et augmentez progressivement la durée pour atteindre 1 heure chaque jour.

LES CARESSES CURATIVES

Les massages des pieds, en plus de vous détendre, peuvent soulager les douleurs aux jambes et prévenir les varices tout en vous apportant une sensation généralisée de mieux-être.

Asseyez-vous sur une chaise, soulevez le pied gauche et placez-le sur le genou droit. Assurez-vous d'être assis confortablement. Entourez le pied de la main gauche et massez la plante du pied avec la paume de la main droite en faisant des mouvements circulaires. Attardez-vous sur la cambrure du pied. Continuez le massage deux ou trois minutes et répétez sur l'autre pied.

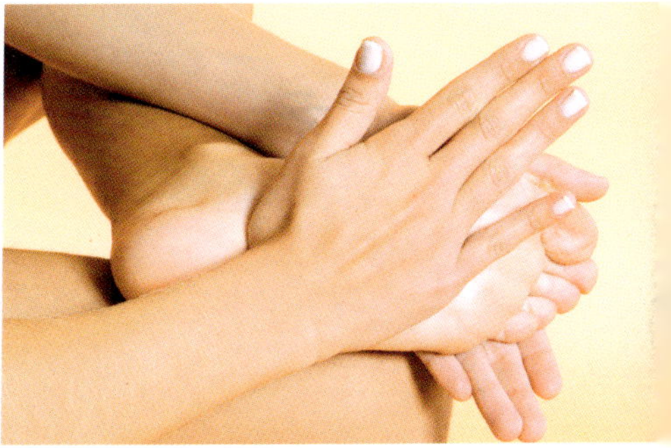

Un exercice à pratiquer à la fin de la journée : en position assise sur une chaise, un pied sur le genou, entourez-le avec les mains. Exercez une pression légère mais ferme, des chevilles aux orteils. Pratiquez ensuite le mouvement en sens inverse. Massez cinq minutes, puis changez de pied.

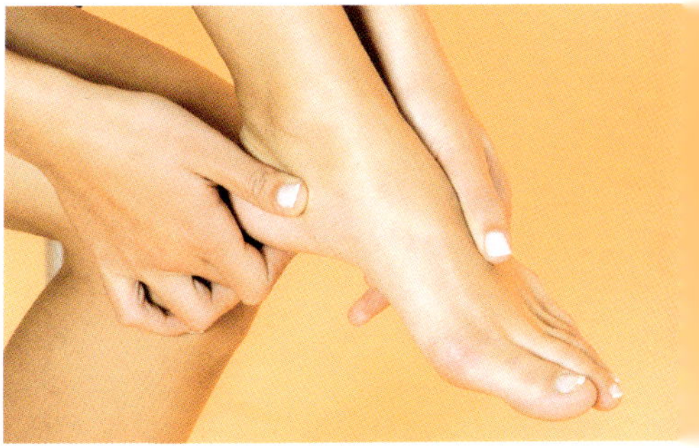

Vous pouvez également avoir recours à des accessoires pour le massage des pieds : asseyez-vous sur une chaise et placez deux cylindres en bois (un peu plus gros qu'un manche à balai) sous les pieds. Bougez les pieds vers l'avant et vers l'arrière en faisant rouler les cylindres pour masser la plante des pieds. Augmentez la pression si vous le voulez. Il est normal de ressentir un peu de douleur à certains endroits. Vos pieds sont le miroir des malaises et des tensions emmagasinées dans tout le corps (voir Décongestion par la réflexologie, *page 32).*

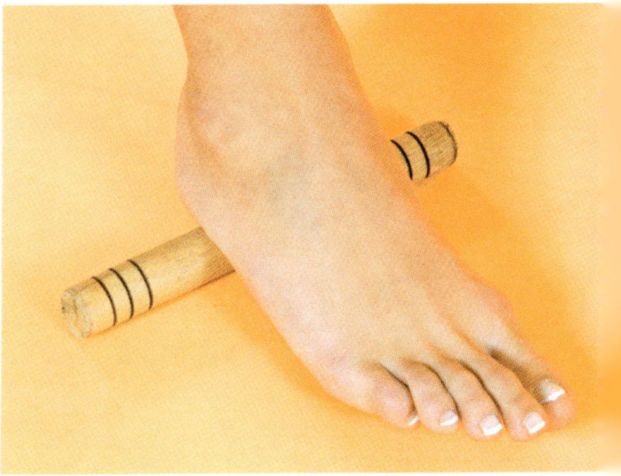

Drainage lymphatique manuel

Cet automassage inspiré des techniques de drainage lymphatique manuel sert à purifier le sang et à favoriser la circulation. De plus, il tonifie et galbe les jambes.

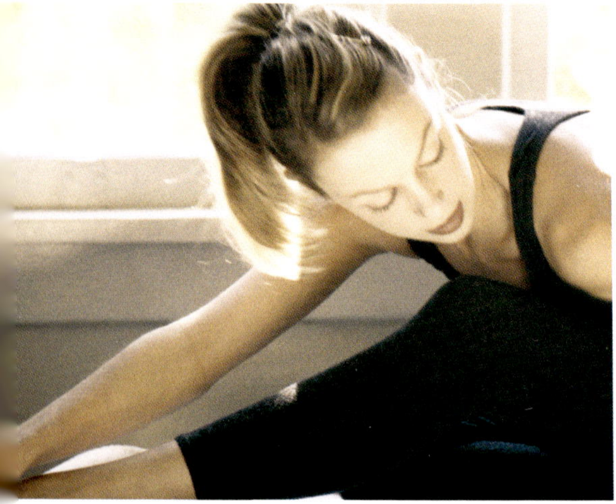

Le système lymphatique est semblable au système de circulation sanguine, et les canaux lymphatiques parcourent le corps tout comme le font les artères et les veines qui assurent le transport du sang. La seule différence, c'est que le système lymphatique transporte un liquide incolore, la lymphe. Ce système est responsable de nombreuses fonctions essentielles, dont le drainage du fluide des tissus pour le ramener dans le circuit sanguin, filtrant et purifiant la lymphe afin de contrer les infections. Le drainage lymphatique manuel (DLM) est une thérapie évolutive par laquelle le praticien fait appel à toute une gamme de techniques de pompage spécialisées et rythmées pour déplacer l'excédent de fluides et accélérer le mouvement de la lymphe afin de soulager l'œdème ou l'enflure. Ce massage accroît les effets du drainage lymphatique des jambes. Le massage doit être léger et exécuté par des mouvements délicats car une pression exagérée peut provoquer des traumatismes aux vaisseaux et aggraver les problèmes variqueux.

BIENFAITS

- Soutient les systèmes lymphatique, circulatoire et immunitaire.
- Contribue à la bonne santé du réseau de vaisseaux internes de l'organisme.
- Favorise l'élimination des déchets cellulaires de l'organisme.
- Sert à vous détendre.
- Soulage l'enflure.
- Élimine la cellulite.

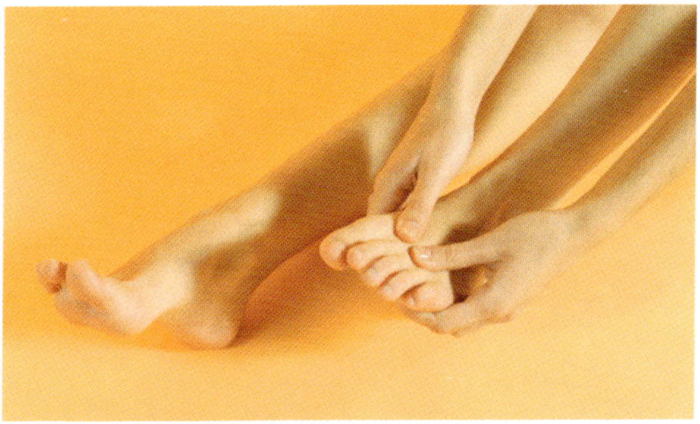

1. Asseyez-vous par terre ou sur un lit, les jambes en extension. Commencez par le pied droit. Entourez les orteils avec les mains, en joignant les pouces au-dessus du pied et en entourant la plante du pied des autres doigts.

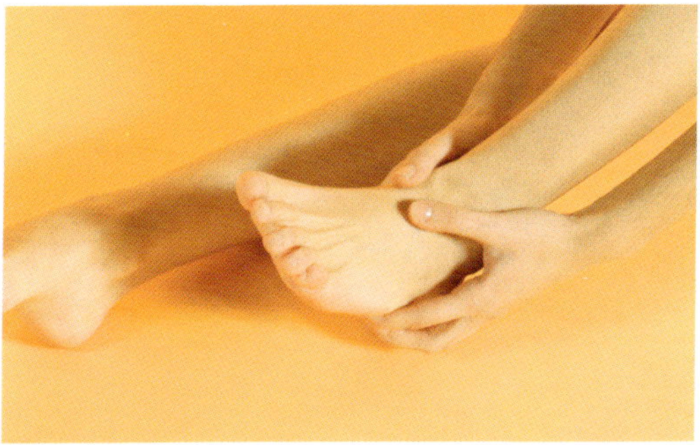

2. Exercez une légère pression du bout des doigts, à partir des orteils jusqu'à la cheville.

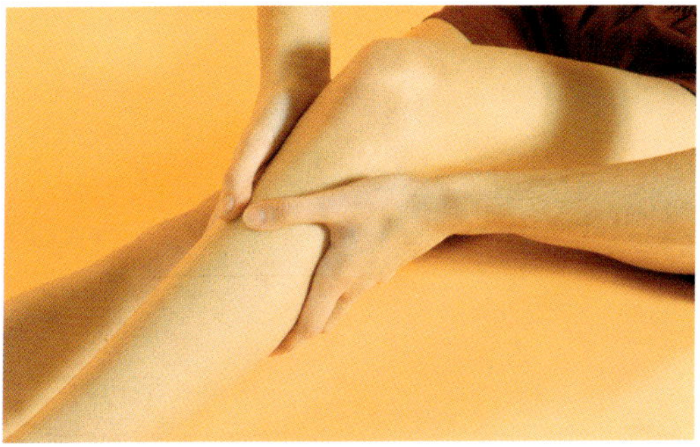

3. Massez ensuite le mollet, sans interrompre le contact dermique.

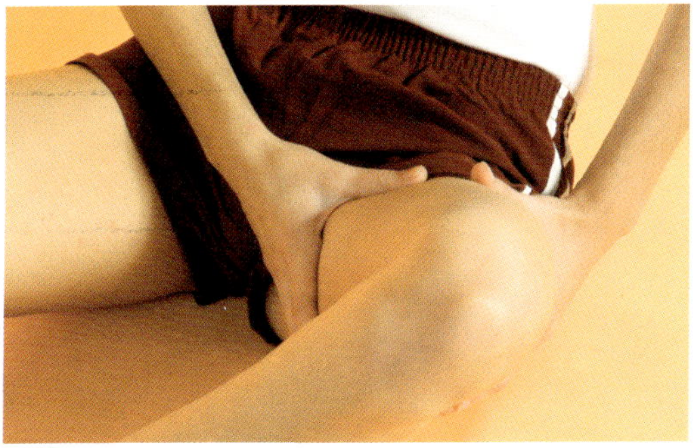

4. Lorsque vous aurez atteint le genou, il serait peut-être plus confortable de plier la jambe pour ensuite masser la face interne de la cuisse. Puis, passez à l'autre jambe. Vous pouvez répéter ce massage trois fois.

Décongestion par la réflexologie

Cette thérapie est fondée sur les points réflexes des pieds qui correspondent aux organes et aux glandes de l'organisme. La pression et la stimulation exercées sur les pieds peuvent avoir un effet bienfaisant sur les symptômes des problèmes variqueux.

Selon les principes de la réflexologie, il existe sur les pieds de nombreux points réflexes dont le massage est bienfaisant dans le traitement des maux et de la douleur. Cet art curatif aux origines millénaires se pratique à l'aide de pressions et de massages effectués sur des points précis qui correspondent à des parties spécifiques du corps.

POUR LE TRAITEMENT DES VARICES

Pour stimuler la circulation sanguine, exercez des pressions du bout des doigts sur les trois groupes de points A, B et C (voir l'encadré à la page 33). Vous insisterez plus sur un groupe spécifique en fonction du mal qui vous afflige ou de l'origine de la douleur. Si vous ciblez bien le groupe, vous vous sentirez soulagé dès la première session. Massez chaque point pendant environ quinze secondes. Comme pour toute autre forme de physiothérapie, les exercices doivent être pratiqués régulièrement : dans ce cas, deux ou trois fois par semaine pendant trois à six semaines procurent des résultats positifs.

GROUPE A

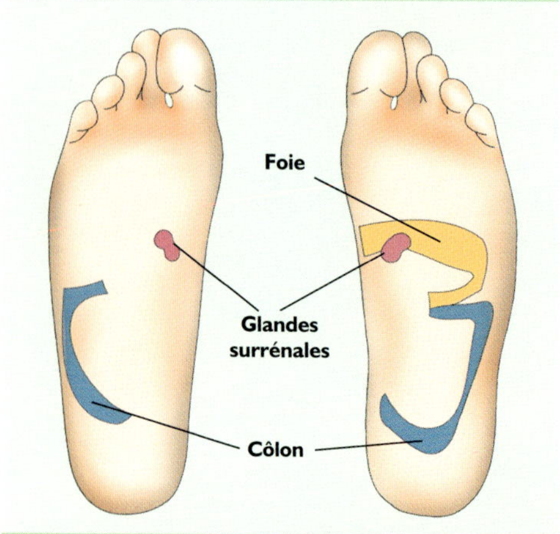

MISE EN GARDE

La réflexologie est déconseillée à ceux qui souffrent de fièvre ou de maladie grave, aux personnes en attente de chirurgie ou lorsque les pieds présentent des infections fongiques ou autres problèmes graves. Ce traitement est déconseillé aux femmes enceintes.

GROUPE A
- Côlon
- Foie
- Glandes surrénales

GROUPE B
- Vessie
- Reins
- Glandes surrénales
- Colonne vertébrale
- Urètre

GROUPE C
- Cœur
- Côlon
- Foie
- Vaisseaux lymphatiques de la face interne de la cuisse
- Intestins
- Plexus solaire
- Colonne vertébrale
- Rate

GROUPE B

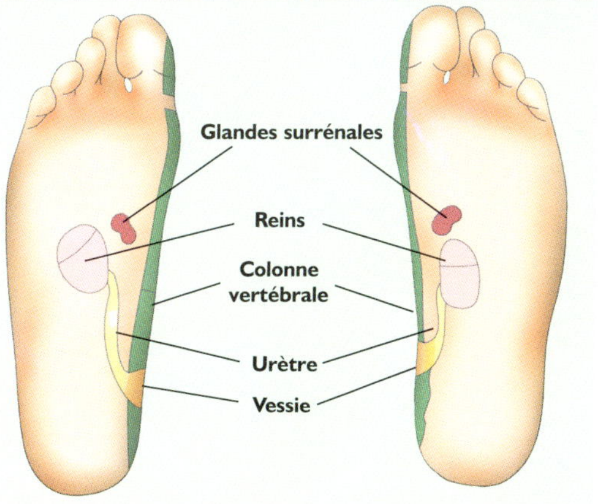

GROUPE C

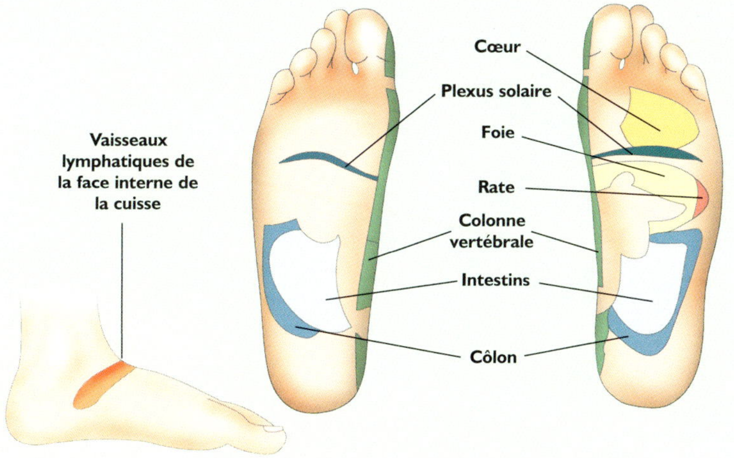

L'hydrothérapie contre les veines en araignée

L'hydrothérapie ravive l'énergie corporelle, favorise l'élimination des toxines et stimule la circulation sanguine, en plus de détendre et d'harmoniser le corps et l'esprit. Toutes ces qualités en font un traitement efficace contre les varices, et ce, dès leurs premières manifestations.

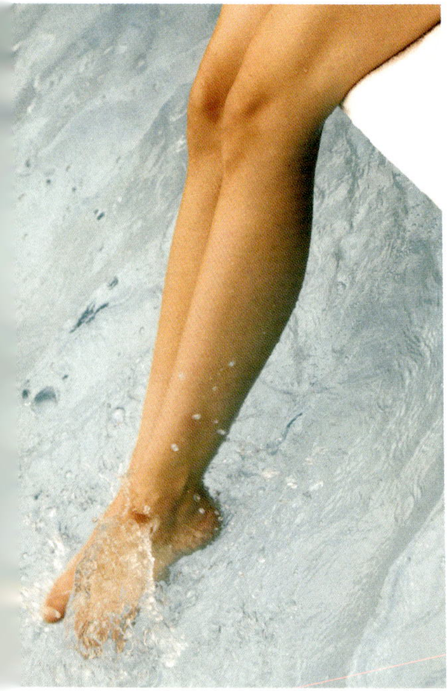

L'hydrothérapie fait intervenir les propriétés bienfaisantes de l'eau à des fins médicinales et pour prévenir la maladie. L'eau froide est tout particulièrement indiquée pour le traitement des varices et des cicatrices. C'est pourquoi il est conseillé de traiter les varices dès leurs premières manifestations. Les bains et les douches à l'eau froide stimulent et tonifient, ralentissent la circulation sanguine, soulagent l'inflammation et les ecchymoses et favorisent la constriction des vaisseaux sanguins lorsqu'ils sont trop dilatés. De plus, cette thérapie est à la portée de tous. Vous n'avez besoin que d'une baignoire, de vêtements en coton, d'un seau en plastique et d'une pomme de douche fixée sur un boyau.

MISE EN GARDE

Si vous souffrez d'hypertension artérielle, n'utilisez pas d'eau froide. Consultez toujours votre médecin avant d'entreprendre un traitement alternatif.

Ce traitement doit être fait régulièrement et il est important de respecter les consignes propres à chaque pathologie car l'eau froide et la durée de l'exposition peuvent provoquer des réactions significatives de l'organisme. Nous vous présentons ici un guide des techniques d'application de l'eau froide dans le cadre d'un programme de traitement des varices.

UN BAIN POUR LES MEMBRES INFÉRIEURS

C'est un bain qui doit être pris dans une pièce chaude et agréable. La température de l'eau ne doit par être en deçà de 15 °C / 59 °F. Cependant, les personnes très sensibles au froid peuvent en augmenter la température. Évitez de vous laisser tremper plus de 15 minutes et placez les jambes progressivement dans l'eau. Ne répétez pas le traitement à des intervalles de moins de trois heures et attendez deux heures après le repas avant de l'entreprendre. Après le bain, attendez au moins trente minutes avant de manger. Nous vous conseillons de faire quelques exercices de réchauffement au préalable, ainsi qu'après le bain, ou encore de masser légèrement les jambes pour stimuler la circulation.

Marche à suivre

- Remplissez la baignoire à moitié, de sorte qu'en position allongée l'eau ne submerge pas votre nombril.
- Placez-vous dans la baignoire très lentement.
- Demeurez dans l'eau pendant 10 secondes.
- Répétez à trois ou quatre reprises.
- Pour terminer, séchez-vous énergiquement avec une serviette en coton et enfilez une robe de chambre.

MISE EN GARDE

Avant un traitement d'hydrothérapie à l'eau froide, faites quelques exercices de réchauffement que vous répéterez après le traitement. C'est pourquoi il est important de vous assurer que la température de la salle de bain et des pièces avoisinantes est confortable. Ce traitement est déconseillé aux personnes frileuses ou qui ont les pieds froids.

Ce bain thérapeutique est déconseillé aux personnes atteintes de problèmes cardiaques, d'arthrite ou de problèmes aux voies urinaires, ainsi qu'à ceux qui souffrent de diarrhée.

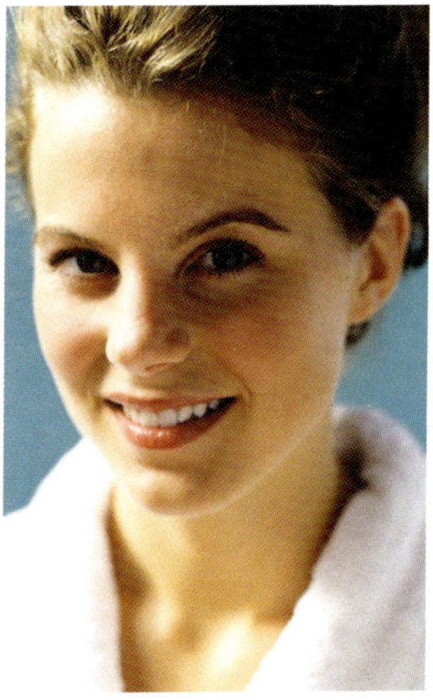

AFFUSIONS

Ce traitement thérapeutique est pratiqué avec une pomme de douche montée sur un boyau pour concentrer les jets d'eau sur les endroits affectés. La pression de l'eau ne doit pas être trop forte.

Marche à suivre

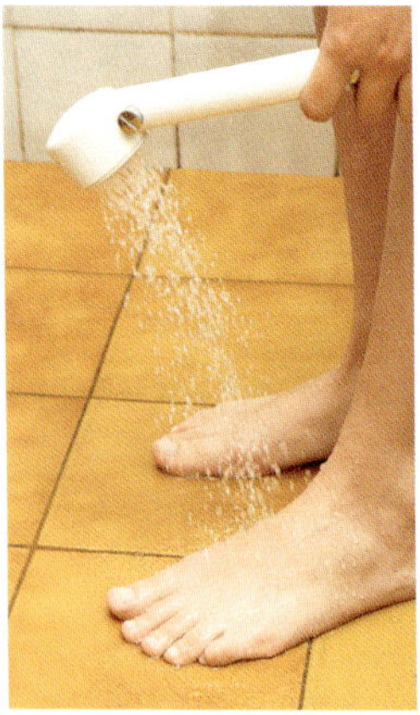

1. *Placez la pomme de douche à plus ou moins quinze centimètres du pied gauche. Faites gicler l'eau vers le haut et jusqu'à la taille, en remontant sur la jambe et la face externe de la cuisse.*

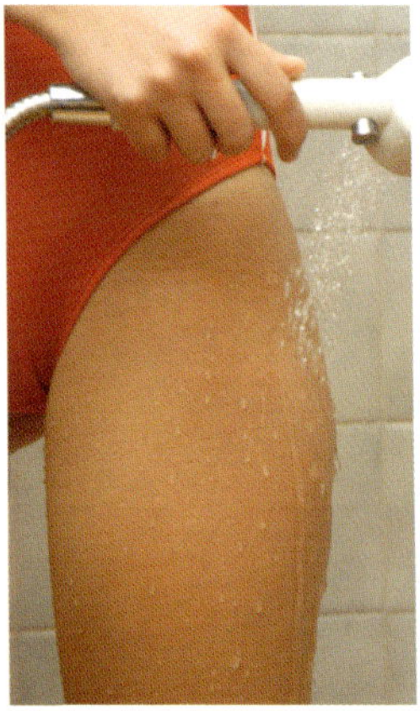

2. *À la hauteur de la hanche, laissez agir la pression de l'eau environ trente secondes. Orientez la pomme de douche afin que l'eau coule le long de la jambe et sur le pied.*

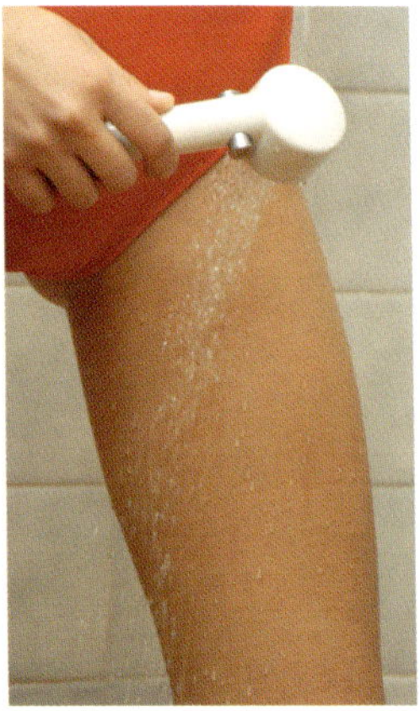

3. *Orientez ensuite le jet d'eau sur la face interne de la cuisse, pour que l'eau coule le long de la jambe et sur le pied. Répétez cette étape sur l'autre jambe.*

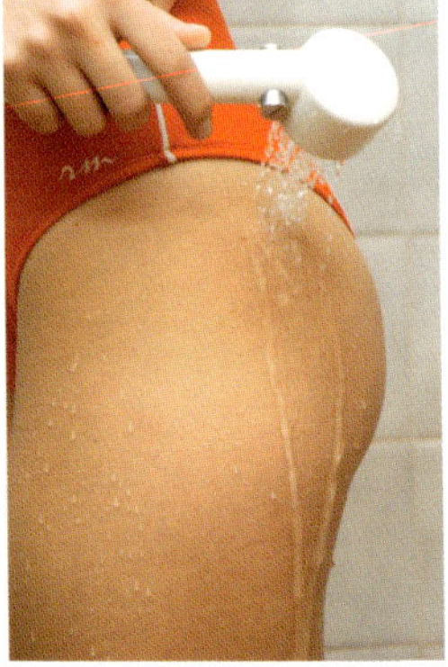

4. *Pour terminer, répétez ces étapes sur l'autre jambe et sur la face interne des deux jambes.*

EXFOLIATION

Prendre une serviette en lin imbibée d'eau froide et bien essorée. Pour l'exfoliation, vous aurez besoin de :

- un bol d'eau froide à une température de 15 à 19 °C (59 à 66 °F) ; la réaction du corps sera fonction de l'intensité du froid ;
- une serviette épaisse et texturée, repliée plusieurs fois ;
- une serviette en coton pour couvrir la zone traitée une fois la session terminée.

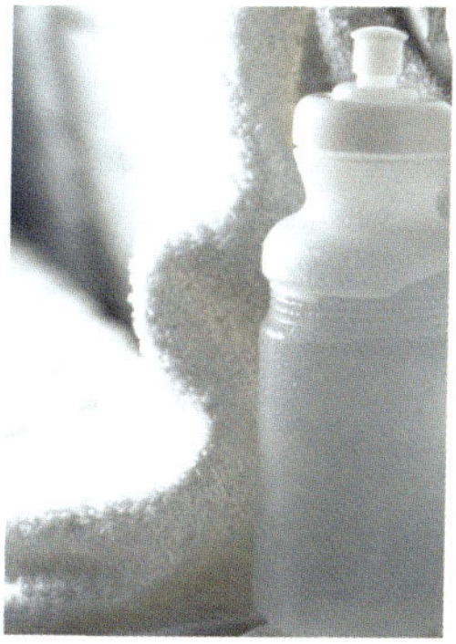

Marche à suivre

Frottez la jambe droite avec la serviette en lin en respectant cette séquence :

- le cou-de-pied droit,
- la face externe de la jambe,
- la hanche,
- la face interne de la cuisse,
- la fesse,
- la face interne de la jambe,
- la plante du pied.

Couvrez ensuite la jambe droite d'une serviette en coton et répétez le traitement sur la jambe gauche.

CONSEILS

Il est préférable de pratiquer ce traitement le matin. Procédez rapidement mais avec douceur. Assurez-vous de ne pas vous exposer aux courants d'air froid.

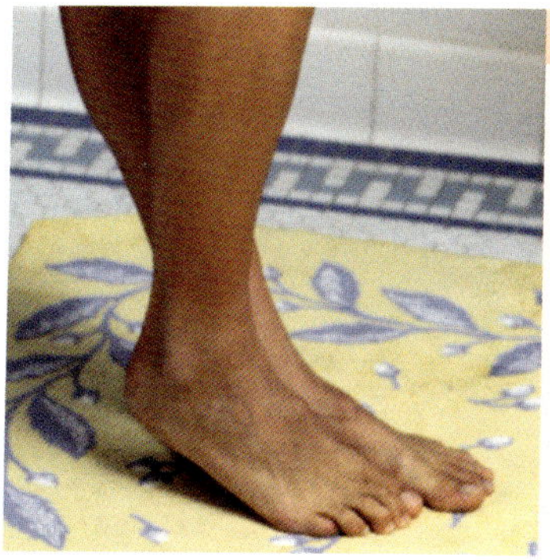

MISE EN GARDE

L'hydrothérapie est déconseillée aux personnes atteintes d'hypertension artérielle ou de problèmes cardiaques. Si vous souffrez de problèmes autres que les varices, consultez un médecin avant d'avoir recours à cette thérapie. Dans le même ordre d'idées, les patients atteints de problèmes variqueux graves ou autres complications devraient consulter un spécialiste car les traitements à l'eau froide peuvent engendrer d'autres problèmes.

Traitements maison

Si vous souffrez de varices, il existe de nombreux traitements complémentaires simples et à la portée de tous qui peuvent être pratiqués en même temps que les traitements médicaux conventionnels.

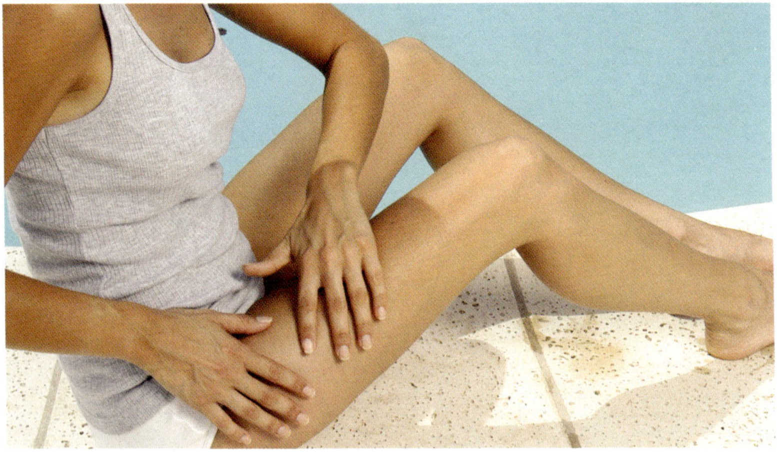

Les varices sont symptomatiques de problèmes circulatoires : le sang stagne dans les veines et n'est pas correctement acheminé vers le cœur. C'est souvent le cas des problèmes variqueux aux jambes. Ils provoquent des douleurs, de la fatigue et un manque d'énergie. Une méthode toute simple pour soulager et prévenir les varices est de tirer profit des effets de la gravité en surélevant les jambes. Allongez-vous sur une surface plane sur laquelle vous aurez placé deux ou trois oreillers et surélevez les pieds au-dessus du niveau des hanches. Pratiquez ce traitement au moindre signe de douleur ou de fatigue aux jambes.

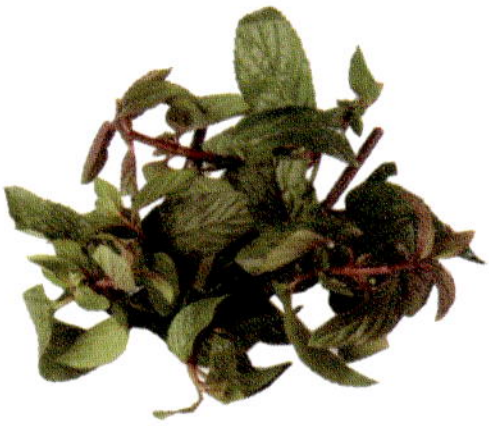

CONTRE LES FOURMILLEMENTS

Pour éviter ou traiter les sensations de fourmillement provoquées par les varices, et surtout par temps chaud, gardez autant que possible la peau des jambes fraîche et bien hydratée. Au moindre signe de picotement ou de chaleur, rincez la zone affectée à l'eau froide et massez-la doucement avec un mélange d'huile de camphre et l'huile de menthe ou de menthol diluées dans de l'huile d'amande.

Les propriétés astringentes et diurétiques du camphre stimulent la peau et la circulation sanguine. La menthe et le menthol rafraîchissent la peau et leur effet est durable. Les massages avec ces huiles diluées dans une huile servant de véhicule, en plus d'améliorer la circulation sanguine vers la peau, l'hydratent et procurent un soulagement rapide. Avec le temps, les sensations de lourdeur et de fatigue aux jambes s'estomperont.

Pour augmenter l'effet rafraîchissant de l'huile, conservez-la ainsi que les crèmes au réfrigérateur.

MOUVEMENTS MODÉRÉS

Si vous avez des varices, évitez de rester debout trop longtemps (la position debout aggrave les problèmes variqueux). Évitez également de rester assis pendant des heures. La meilleure attitude à adopter est de faire des mouvements modérés à faible impact. Par exemple, si vous voyagez en auto ou en avion :

- Entourez la partie inférieure des jambes d'une bande élastique (des orteils jusqu'au genou).
- Si vous voyagez en auto, faites des arrêts à intervalles réguliers et marchez pour activer la circulation.
- Si vous voyagez en avion, marchez dans l'allée et ne restez pas assis trop longtemps.

EXERCICE

Si vous devez rester debout longtemps, placez votre poids en alternance sur les talons et les orteils pour étirer les muscles de la plante des pieds et améliorer la circulation sanguine.

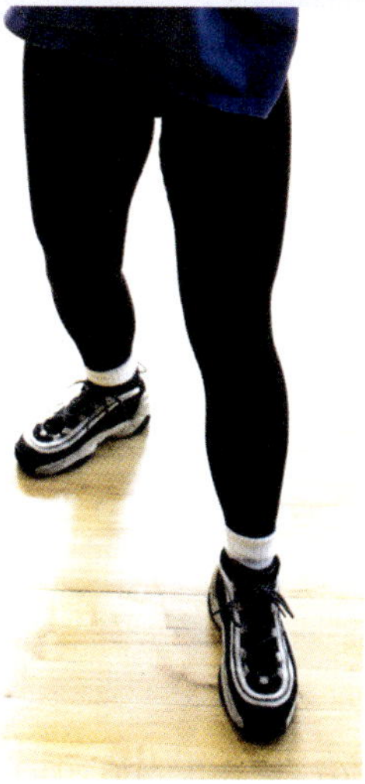

BAINS ET MASSAGES

Ces traitements ont un effet décongestif et sont plus efficaces lorsqu'ils sont pratiqués avant d'aller au lit.

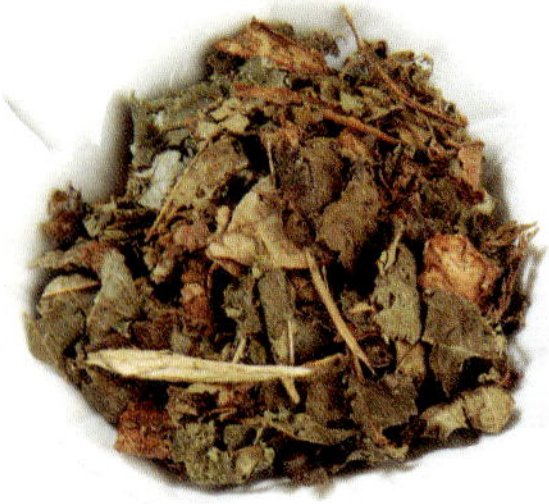

Hamamélis

Remplir le bain ou une bassine d'eau et faire tremper les jambes jusqu'aux genoux. Vous pouvez y ajouter une infusion d'hamamélis (1 cuillerée à soupe pour 4 tasses d'eau). Laisser tremper les jambes 15 minutes. Sécher ensuite les jambes vigoureusement avec une serviette en coton.

Feuilles de vigne

Faire bouillir 15 minutes une tasse de feuilles de vigne dans 4 tasses d'eau. Verser dans un seau et y faire tremper les pieds en alternant la température de l'eau.

- Pour les 5 à 10 premières minutes : tremper les pieds dans l'infusion de feuilles de vigne chaude. Passer à un autre seau rempli d'eau froide, et y tremper les pieds pendant 10 secondes.
- Changer de température à 3 ou 4 reprises, toujours en commençant par l'eau chaude et en terminant par l'eau froide.
- Pour finir, masser les jambes en faisant des mouvements vers le haut, et vous reposer en surélevant les jambes.

FEUILLES DE VIGNE

Toutes les parties de la vigne possèdent des propriétés médicinales intéressantes. De plus, elles sont riches en flavonoïdes et leurs pigments protègent les capillaires. C'est l'un des remèdes naturels les plus efficaces pour traiter les problèmes variqueux.

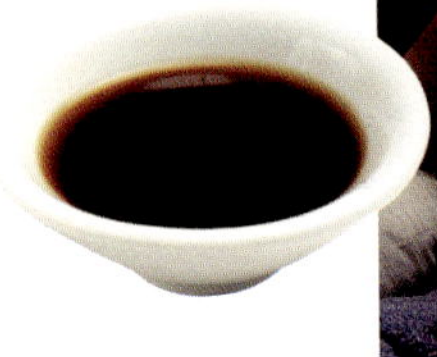

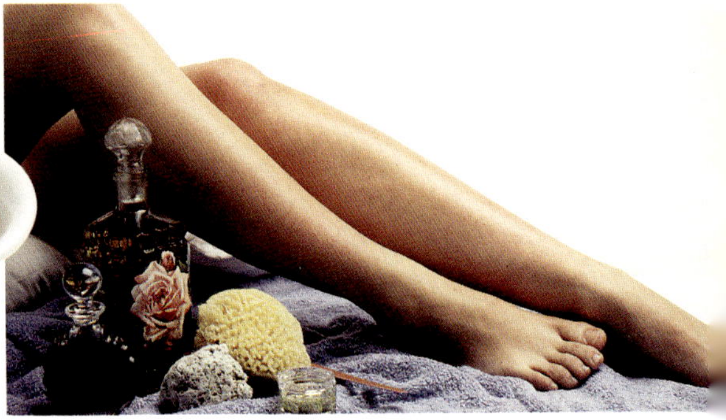

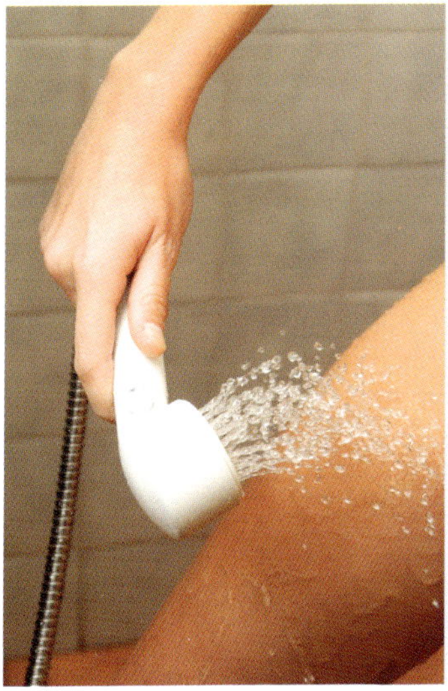

QUELQUES CONSEILS

- Massez vos jambes tous les jours avec les jets d'eau d'une pomme de douche pendant 10 minutes, en commençant par la cheville et en remontant jusqu'au genou pour favoriser le retour du sang vers le cœur.
- Gardez la peau bien hydratée en appliquant une crème après la douche.

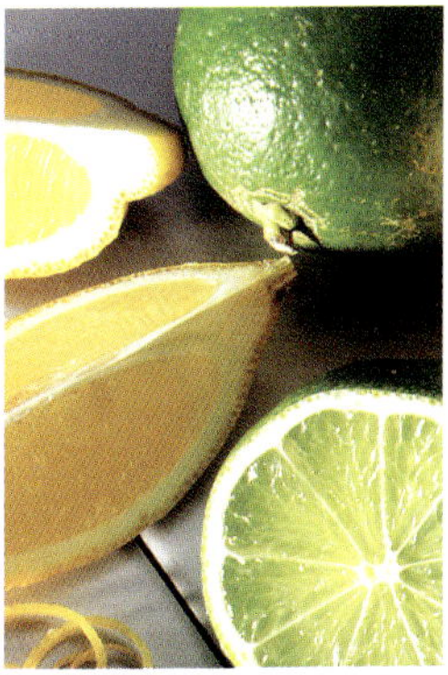

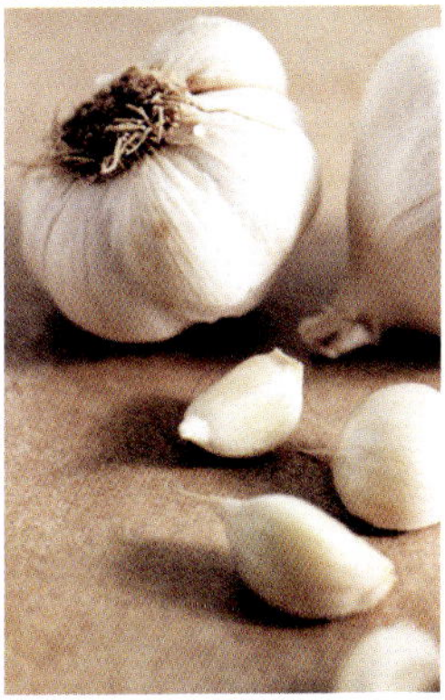

Massages à l'ail et au citron

- Émincer 6 gousses d'ail et les placer dans un bocal propre. Ajouter ensuite le jus de 2 ou 3 citrons.
- Ajouter 2 cuillerées à soupe d'huile d'olive extra vierge (l'huile d'oliveest en effet préférable ou l'huile de graines de fruits) et laisser macérer 12 heures.
- Bien agiter avant l'utilisation.
- Placer quelques gouttes du mélange sur le bout des doigts et masser doucement l'endroit endolori en faisant des mouvements circulaires vers le haut.
- Après avoir massé environ 15 minutes, enfiler un long bas en coton.
- Répéter à la fin de la journée.

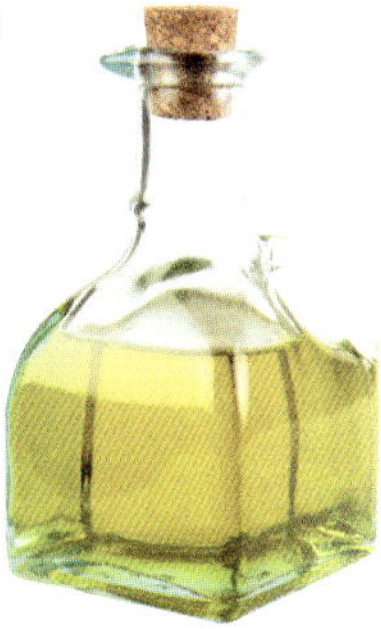

COMPRESSES ET BANDAGES

Les compresses se font avec des tissus en coton ou en lin (jamais de fibres synthétiques) repliés sur plusieurs épaisseurs et imbibés d'eau pour ensuite en envelopper l'endroit affecté. Pour traiter les varices, il est préférable de les imbiber d'eau froide. Plutôt que d'appliquer la compresse directement sur la peau, insérez un tissu mince sous la compresse pour protéger la peau. Ou encore, prenez une autre bande de tissu pour entourer la compresse et la garder en place. Voici quelques recettes de compresses utiles dans le traitement des problèmes variqueux.

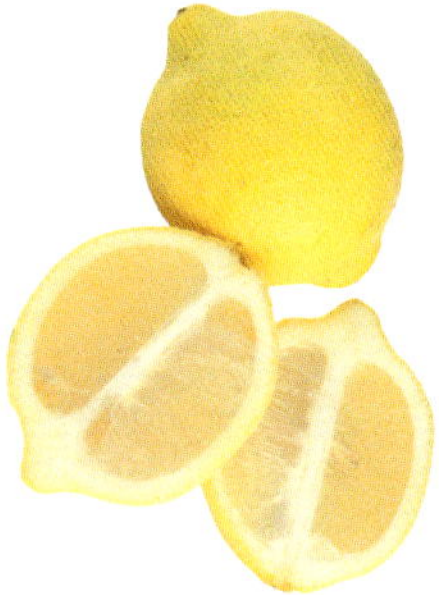

Citron

Combiner 4 tasses d'eau minérale et 1 cuillerée à thé de sel fin avec le jus de 2 citrons. Conserver le mélange au réfrigérateur et l'appliquer en compresse sur les varices une fois par jour. Garder ensuite les pieds surélevés pendant trente minutes. Une variante de ce traitement consiste à faire une compresse avec des parts égales de vinaigre et d'eau froide. À faire en fin de journée, avant d'aller au lit.

COMPRESSES FROIDES AU FENOUIL ET À LA LAVANDE

Remplir un bol d'eau froide et ajouter 5 gouttes d'huile essentielle de fenouil et 5 gouttes d'huile essentielle de lavande. Imbiber une toile de lin de ce mélange et l'essorer. Appliquer en compresse et laisser en place quelques secondes. Répéter 5 ou 6 fois. Ce traitement aux propriétés anti-inflammatoires est plus efficace avant d'aller au lit.

Persil

Pour soulager les chevilles enflées, préparer une infusion de persil, filtrée et refroidie au réfrigérateur. Appliquer en compresse sur la zone affectée et laisser en place 20 minutes, en gardant les jambes surélevées au-dessus des hanches.

Calendule

Mettre 1 tasse de fleurs de calendule dans 4 tasses d'eau et faire bouillir pendant 5 minutes. Imbiber une toile de gaze de cette infusion et l'appliquer sur la zone affectée.

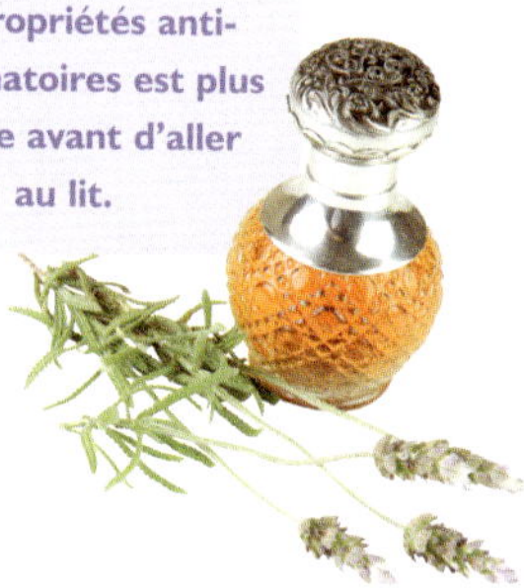

Vinaigre de cidre de pomme

Pour soulager les jambes lourdes et fatiguées, combiner 2 tasses d'eau et 2 cuillerées à soupe de vinaigre de cidre de pomme. Appliquer ce mélange sur les jambes pour ensuite les envelopper d'un bandage élastique, en prenant soin de ne pas trop serrer. Surélever les pieds 20 minutes avant de retirer le bandage.

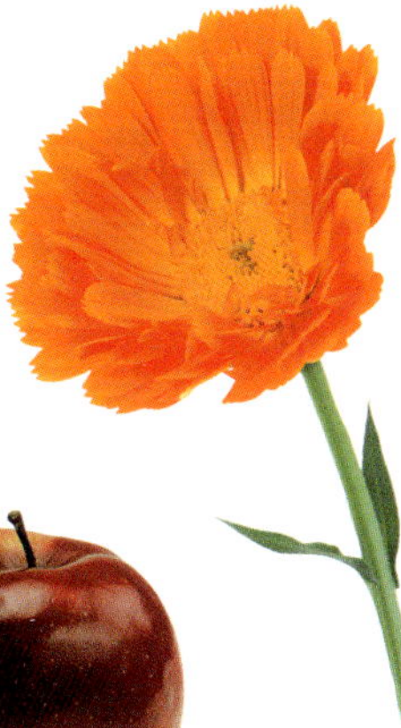

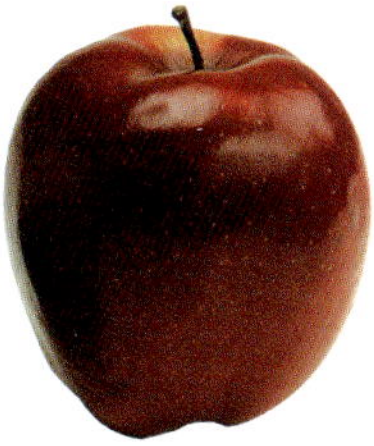

Camomille et pétales de roses

Combiner des parts égales de camomille et de pétales de rose, 1 cuillerée à soupe de chacune par tasse d'eau bouillante; laisser infuser 10 minutes. Tremper un petit bandage dans ce mélange et l'appliquer sur la zone affectée.

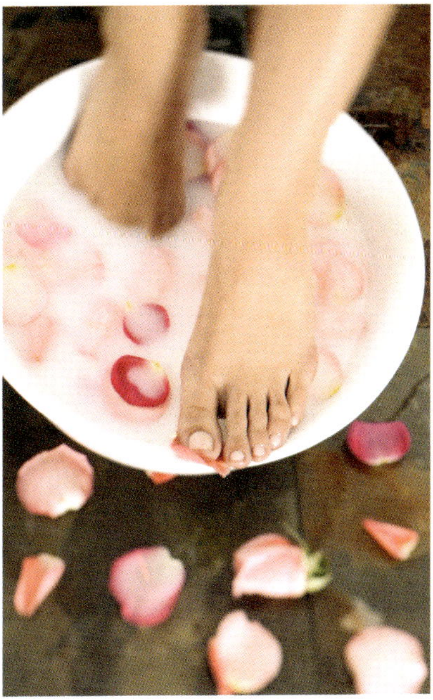

THÉRAPIE MILLÉNAIRE

Les compresses et les bandages sont dérivés des pratiques médicinales des civilisations de l'antiquité. Ils sont faciles à préparer et sont très efficaces. Le plus souvent, les compresses servent de thérapie complémentaire pour accélérer la guérison. Leur effet dépend des ingrédients utilisés: thermique (contre les varices, le froid est préférable), chimique (herbes, argile), extractif (moutarde) ou physique (pour libérer les toxines).

CATAPLASMES SPÉCIAUX

Les cataplasmes sont des préparations de pâtes spéciales qui sont étalées entre deux linges placés sur la peau ou qui sont appliquées directement sur la peau. Ils peuvent être faits de nombreux ingrédients naturels tels que l'argile ou la boue volcanique, les plantes médicinales (les feuilles de chou, les graines de moutarde) ou autres produits animaux (la cire d'abeille).

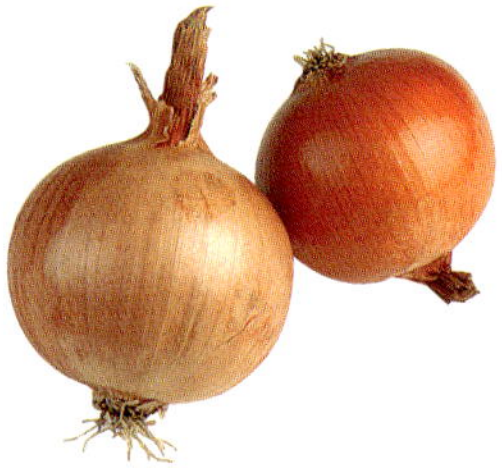

Argile et jus d'oignon

- Combiner de l'argile médicinale avec le jus extrait d'oignons crus.
- Appliquer avant d'aller au lit sous forme de cataplasme placé directement sur la peau.
- Bien envelopper d'un tissu ou d'une toile de lin.
- Garder toute la nuit pendant que vous dormez.
- Le lendemain matin, retirer le cataplasme et nettoyer la peau en la frottant avec un demi citron. Frotter fermement vers le haut, puis doucement vers le bas.

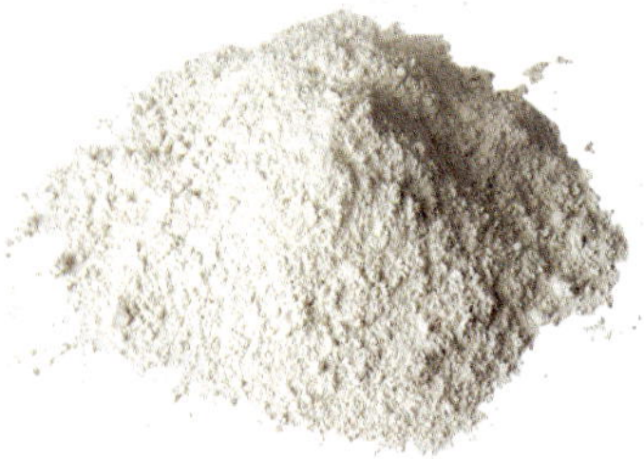

Cataplasme à la moutarde

Ce traitement stimule la circulation sanguine. Combiner 90 g (3 oz) de graines de moutarde broyées avec un peu d'eau chaude pour former une pâte épaisse. Étaler sur un bout de tissu. Ce cataplasme ne doit pas être appliqué directement sur la zone affectée. Placer tout d'abord

EFFET IRRITANT

Les graines de moutarde peuvent irriter la peau si elles sont laissées en place trop longtemps, en plus de provoquer une sensation de brûlure. L'organisme réagit en libérant plus de sang vers la zone traitée, ce qui augmente l'effet détoxifiant d'une circulation sanguine accrue. Le traitement à la moutarde ne doit être appliqué sur la peau que pendant de courts moments pour que cette réaction ne provoque pas de plaie.

une gaze humide sur la peau pour éviter que la pâte n'y colle, puis le cataplasme que vous garderez en place quelques minutes. Pour soulager les rougeurs, enduire la peau d'un peu d'huile d'olive.

Chou

Le chou possède des propriétés anti-inflammatoires. Pour soulager les jambes lourdes et fatiguées, les couvrir de feuilles de chou préalablement trempées dans l'eau. Placer les feuilles de chou sur un linge en coton et laisser agir pendant trente minutes.

Avoine et yogourt

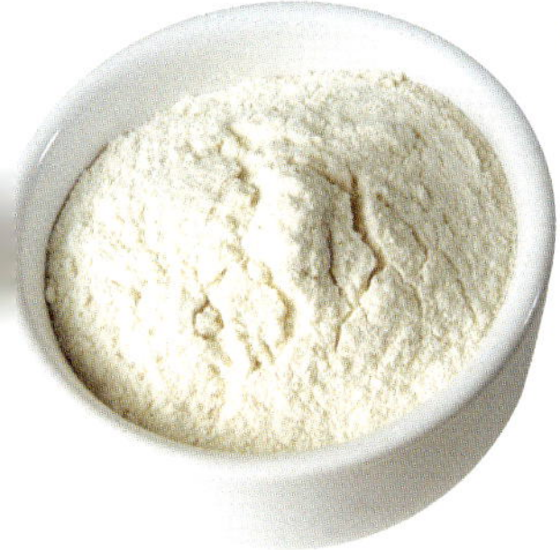

Pour éclaircir les plaques bleutées sur les jambes, préparer une pâte avec les ingrédients suivants : 1 cuillerée à soupe de farine d'avoine, 1 cuillerée à soupe de yogourt et 1 cuillerée à soupe d'huile de germe de blé. Bien mélanger et appliquer la pâte sur l'endroit affecté. Laisser agir pendant 20 minutes avant de rincer à l'eau. Répéter jusqu'à 3 fois par jour.

Beurre de cacao et huile de germe de blé

Mélanger des parts égales de ces deux ingrédients gras et appliquer sur la zone affectée. Laisser agir pendant 30 minutes et rincer à l'eau tiède.

INFUSION DE MARRONS

L'effet des marrons est bénéfique sur les veines et les vaisseaux sanguins. Cette décoction faite à partir de la noix sèche se prépare facilement et rapidement. Elle soulage les problèmes de circulation sanguine, et tout particulièrement la douleur engendrée par les varices.

- Porter à ébullition 1/2 verre d'eau et 1 cuillerée à soupe de marrons déshydratés et laisser bouillir 3 minutes.
- Laisser infuser 5 minutes et filtrer.
- Sucrer avec du sucre brun, du miel ou de la mélasse (et non pas du sucre raffiné) et ajouter un filet de jus de citron.
- Boire cette infusion avant le repas 3 fois par jour pendant 10 jours, puis 2 fois par jour avant le repas. Par la suite, réduire la dose à 1 tasse par jour.
- Répéter ce cycle pendant un mois.
- Si la douleur n'est pas soulagée, poursuivre le traitement.

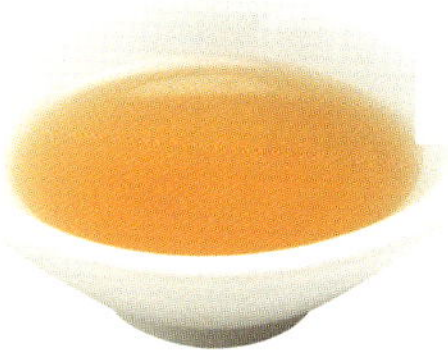

Soulagement naturel

Les plantes médicinales sont utilisées pour leurs propriétés thérapeutiques depuis la nuit des temps, tout comme le sont les huiles essentielles qui en sont extraites. En application topique, ces plantes et ces huiles servent au traitement des varices.

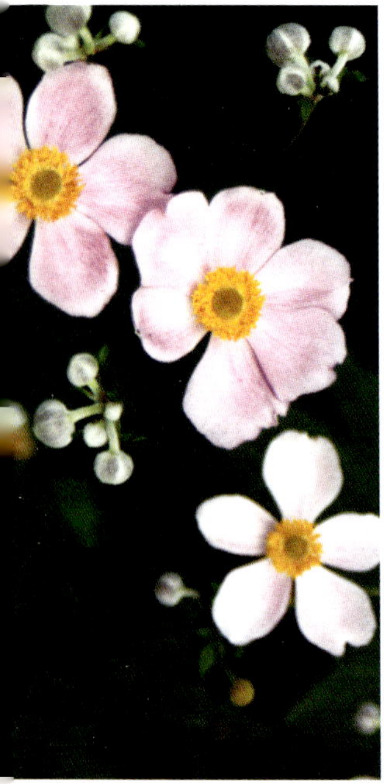

Les caractéristiques des plantes médicinales conseillées pour prévenir et soulager les problèmes variqueux proviennent de deux groupes de composantes : les polyphénols et les saponines. Les polyphénols comprennent les flavonoïdes et les bioflavonoïdes, de puissants antioxydants renfermés dans les plantes médicinales telles que le ginkgo.

Les saponines, qui soutiennent le système circulatoire, se trouvent dans les marrons, le houx et la *centella asiatique*. Les plantes médicinales décrites ci-dessous sont tout particulièrement utiles dans le traitement des varices. Certaines sont disponibles fraîches ou séchées, alors que d'autres sont proposées sous forme de capsules, de comprimés ou de poudre.

NOTE
Consultez toujours votre médecin avant d'entreprendre un traitement aux plantes médicinales.

Anémone des Alpes

(Anemonæ pulsatilla)

- **Mode d'emploi.** Les tiges, les feuilles et les fleurs séchées sont macérées pour servir à la fabrication d'onguents.
- Cette plante pousse dans les forêts humides et est cultivée par de nombreux jardiniers pour ses grandes fleurs.
- L'anémone des Alpes est un excellent sédatif et est tout particulièrement utile pour calmer la douleur. Traditionnellement, cette plante médicinale était utilisée sous forme d'onguent fermenté dans l'alcool ou le vinaigre.
- **Mise en garde.** La plante fraîche peut être très toxique ; cependant, ce n'est pas le cas lorsqu'elle est séchée.

Marronnier d'Inde

(Æsculus hippocastanum)

• **Mode d'emploi.** Le fruit et l'écorce. Le fruit du marronnier est recouvert d'une écaille et contient de un à trois marrons.

• Les minéraux, le sucre, l'amidon et l'huile extraits des marrons renferment de la saponine, connue sous le nom d'æscin, dont les effets bénéfiques sur la circulation sanguine ont été démontrés. Cette plante possède des propriétés anti-hémorragiques et anti-inflammatoires. Les marrons sont riches en vitamine P, un nutriment qui rend les cheveux plus résistants et moins perméables.

• Ils servent également au traitement des varices et des troubles inflammatoires aux jambes, en plus d'être utiles dans le traitement de l'insuffisance veineuse chronique, de l'œdème, des hémorroïdes, des foulures et des varices. En usage externe, ils agissent en tant qu'anti-inflammatoire.

• **Mise en garde.** Déconseillés aux femmes enceintes ou qui allaitent, ainsi qu'aux enfants. En doses trop importantes, ils peuvent provoquer la nausée, la diarrhée et la somnolence.

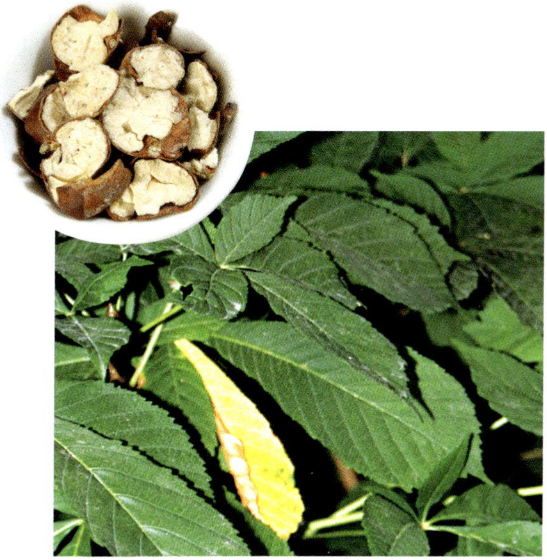

LES HUILES ESSENTIELLES DE A À Z

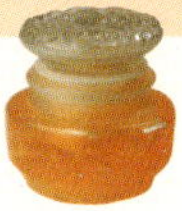

CAMOMILLE

Sédative et relaxante, cette huile est tout particulièrement conseillée pour le traitement des varices. Elle sert à soulager les rougeurs et les ecchymoses sur les jambes. Il en existe plusieurs variétés ; cependant, optez plutôt pour la camomille romaine pour les traitements maison. Elle se combine bien à la lavande et à l'orange.

Mise en garde. Déconseillée au cours des trois premiers mois de la grossesse.

EUCALYPTUS

Cette huile essentielle rafraîchissante et décongestionnante convient bien au traitement des varices. Son parfum est frais, intense et pénétrant. À combiner avec la lavande, le citron et la citronnelle.

Mise en garde. Déconseillé aux personnes atteintes d'hypertension artérielle ou d'épilepsie. Il est préférable de toujours l'utiliser en dilution.

MISE EN GARDE

Les huiles essentielles sont pour usage externe **seulement**, elles ne doivent **jamais** être ingérées. Gardez hors de la portée des enfants et évitez le contact avec les yeux.

Centella asiatique

(Centella asiatica)

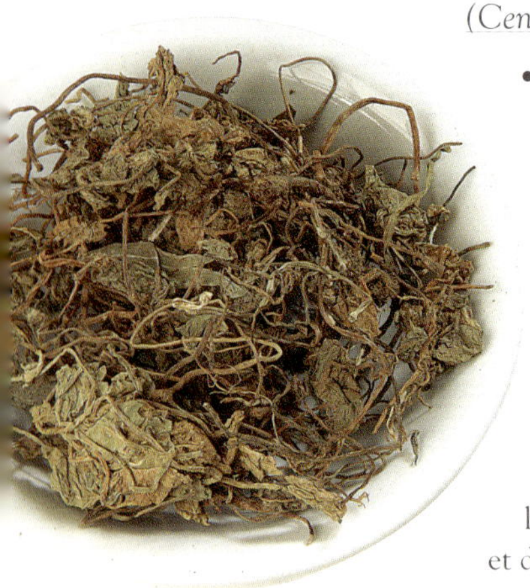

• **Mode d'emploi.** Les feuilles, en décoction ou en teinture pour usage interne ou externe.

• Cette plante millénaire est originaire de l'Inde, et elle est actuellement cultivée sous d'autres climats tropicaux, entre autres au Pakistan, au Sri Lanka, à Madagascar, en Afrique du Sud ainsi que dans certaines régions de l'Europe occidentale.

• Elle possède des propriétés antioxydantes, lesquelles sont à l'origine de son effet purifiant et détoxifiant. Ces effets régénérateurs sur la peau servent à réduire les cicatrices. Elle améliore la circulation sanguine tout en renforçant les veines et les capillaires. Elle a été utilisée avec succès dans le traitement des phlébites, des crampes aux jambes et des fourmillements anormaux aux extrémités.

• **Mise en garde.** Déconseillée aux femmes enceintes ou qui allaitent, ainsi qu'aux personnes atteintes de problèmes de foie ou de reins. Évitez la centella si vous souffrez de gastrite ou d'ulcères, car les saponines peuvent causer des irritations gastriques. Cette plante pouvant provoquer une légère somnolence, il est donc préférable d'éviter de se servir de machinerie lourde après en avoir consommé. En doses très fortes, elle peut provoquer la nausée.

TISANE PURIFIANTE

Mettre 4 tasses d'eau dans une petite casserole, couvrir et porter à ébullition. Ajouter ensuite 2 cuillerées à soupe de feuilles de centella sèche. Couvrir et poursuivre l'ébullition 5 minutes. Retirer du feu, laisser reposer 5 minutes et filtrer. Boire 1 tasse de cette tisane avant le repas ou à tout autre moment de la journée. Continuer le traitement pendant au moins 3 semaines. Pour une application topique, combiner 30 gouttes de cette infusion et 1 cuillerée à soupe de crème de calendule.

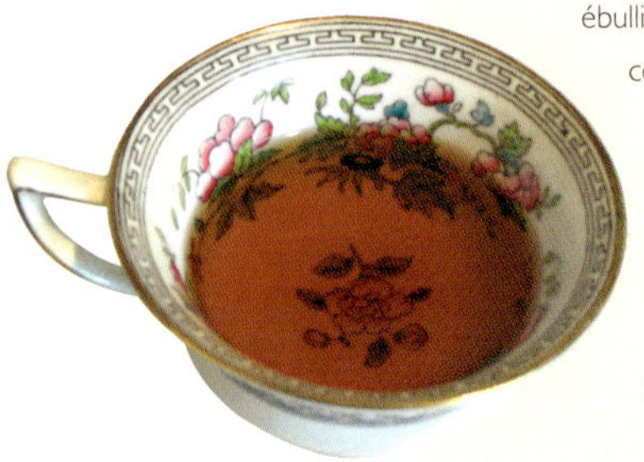

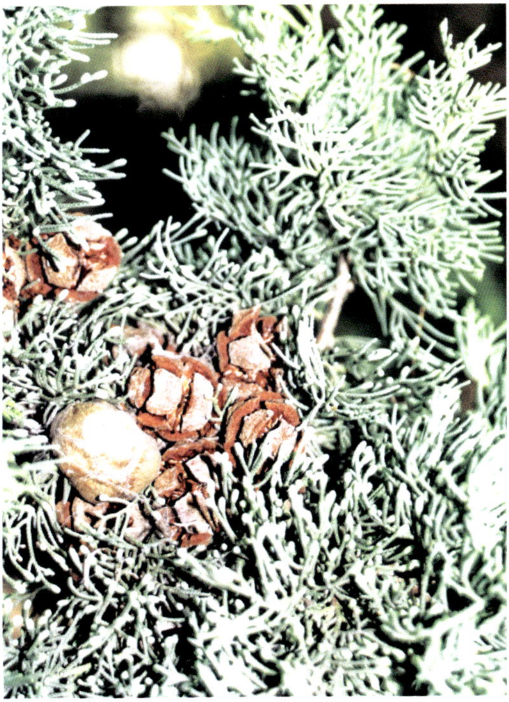

Cyprès

(Cupressus sempervirens)

• **Mode d'emploi.** Les pommes du conifère, ainsi que les feuilles et les petites branches.

• Dans de nombreuses civilisations, c'est un arbre sacré de par sa longévité et sa robe vert foncé, d'où le nom « d'arbre de vie ».

• Le cyprès sert dans les traitements visant à protéger les capillaires et agit contre les hémorroïdes. Il est riche en bioflavonoïdes, ses principaux agents actifs (et tout particulièrement leurs tanins) qui servent à soulager les veines dilatées. Il est utile dans le traitement des varices, des ulcères variqueux et de l'œdème (l'enflure des chevilles et des jambes).

• **Mise en garde.** Déconseillé aux femmes enceintes ou qui allaitent.

LES HUILES ESSENTIELLES DE A À Z

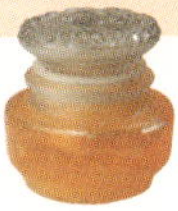

FENOUIL

Ses propriétés purifiantes servent à éliminer les toxines. Il libère un parfum d'herbes fraîches.

Mise en garde. Déconseillé aux femmes enceintes ainsi qu'aux épileptiques. Nous vous conseillons de l'utiliser en alternance avec d'autres huiles.

GÉRANIUM

Il possède des propriétés équilibrées, à la fois stimulantes et apaisantes. Ses qualités diurétiques le rendent utile pour soulager les problèmes de rétention d'eau et servent dans le traitement de l'œdème. Il nettoie la peau et stimule la circulation sanguine à la surface de la peau. Il se combine à la bergamote, au jasmin, à la lavande, à la mandarine, à la camomille, à la rose, au romarin, au bois de santal et au basilic.

Mise en garde. Déconseillé pendant la grossesse.

Ginkgo

(Ginkgo biloba)

• **Mode d'emploi.** Les feuilles sont prises par voie interne (sous forme d'extraits, de comprimés ou d'infusions) et en application topique (en compresses et en cataplasmes sur les zones affectées).
• Originaire de Chine, c'est un arbre légendaire et son utilisation à des fins médicinales remonte à plus de cinq siècles.
• Ses principales composantes actives (flavonoïdes, flavones ginkgo et lactone terpène) sont de puissants antioxydants qui restreignent la toxicité des radicaux libres. Le ginkgo augmente la circulation sanguine à la fois vers le cerveau et vers les extrémités. Cette plante règle le tonus et l'élasticité des vaisseaux sanguins. Autrement dit, elle rend la circulation plus efficace et agit sur l'ensemble des artères ainsi que sur les vaisseaux plus petits, les capillaires.
• Le ginkgo est conseillé pour soulager les problèmes variqueux, les jambes fatiguées et la dégénérescence musculaire, les maladies vasculaires périphériques et l'œdème.
• **Mise en garde.** Consultez votre médecin si vous prenez des médicaments pour les problèmes circulatoires, surtout s'il s'agit d'anti-coagulants. En doses trop fortes, le ginkgo peut provoquer des réactions adverses.

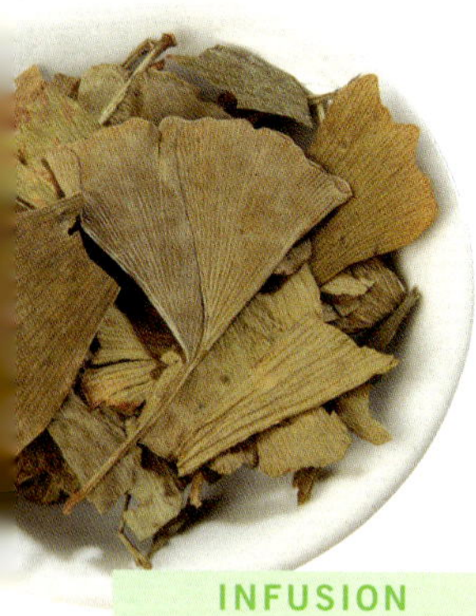

INFUSION ANTIOXYDANTE

Mettre 1 cuillerée à soupe de ginkgo dans 1 tasse d'eau bouillante. À boire deux fois par jour avant le repas.
Remarque. Les propriétés des feuilles jaunes sont plus marquées que celles des feuilles vertes.

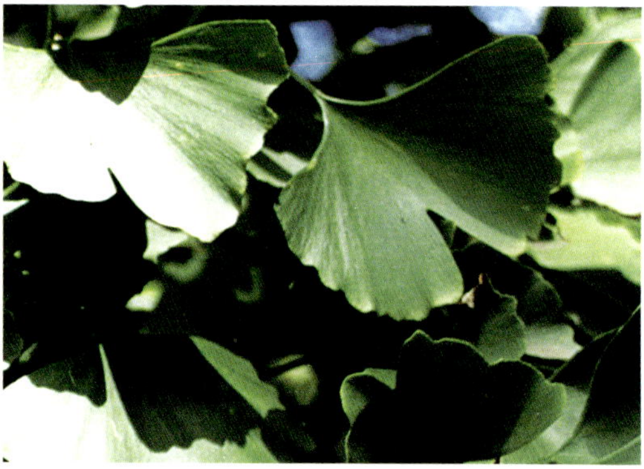

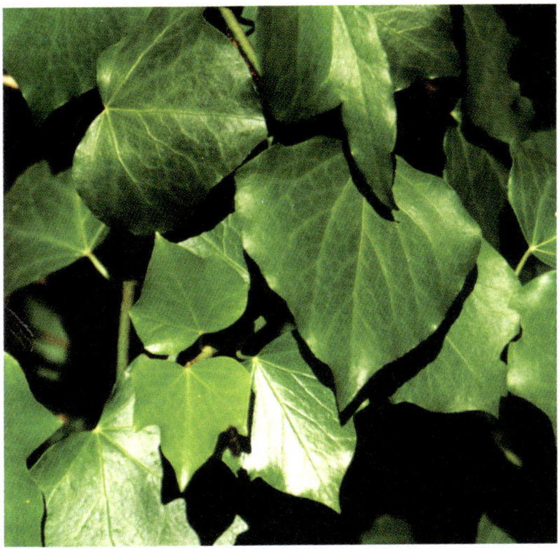

Lierre grimpant

(Hedera hélix)

• **Mode d'emploi.** Les feuilles et les tiges, préparées en décoction pour le bain.

• Cette plante grimpante est sempervirente. Ses tiges vrillées poussent rapidement et on la trouve souvent le long des murs des édifices et sur les clôtures. Sa longévité est de plusieurs décennies et elle survit aux climats froids.

• Le lierre est cultivé partout dans le monde en tant que plante grimpante ou comme couvre-sol, un peu comme le gazon.

• **Mise en garde.** Cette plante peut être toxique si elle n'est pas utilisée correctement. Pour profiter de ses propriétés, appliquer une décoction de feuilles bouillies ou macérées (et refroidies) sur l'endroit affecté. La plante fraîche peut provoquer des dermatites à la suite d'une exposition prolongée. Déconseillé aux femmes enceintes.

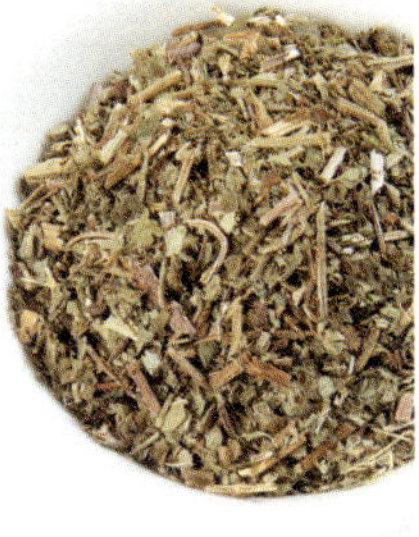

LES HUILES ESSENTIELLES DE A À Z

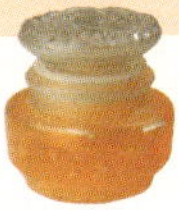

LAVANDE

Cette huile possède un parfum net et floral. C'est une huile polyvalente dont l'utilisation est courante ; elle se combine bien avec la plupart des autres huiles essentielles. Ses propriétés anti-douleur sont utiles dans le traitement des varices. De plus, elle stimule le rajeunissement de la peau et atténue l'aspect visible des cicatrices.

Mise en garde. Déconseillée au cours des trois premiers mois de la grossesse.

MARJOLAINE

Sa nature chaleureuse, analgésique et apaisante calme et soulage les spasmes. Son parfum d'herbes est semblable à celui des amandes.

Mise en garde. Déconseillée aux femmes enceintes.

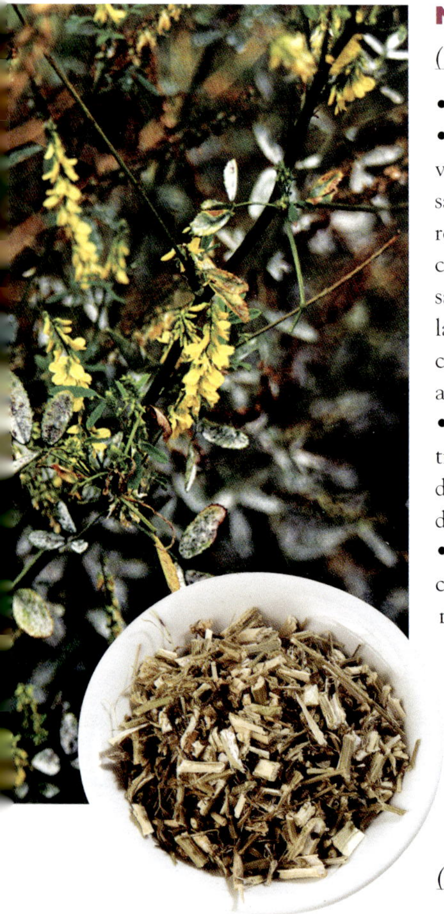

Mélilot à fleurs jaunes

(Melilotus officinalis)

• **Mode d'emploi.** Les fleurs.

• Cette plante est riche en bioflavonoïdes qui protègent les vaisseaux sanguins et dont l'effet est sédatif. Elle renferme des quantités importantes de coumarine qui active la circulation du sang veineux, éclaircit le sang et stimule la circulation lymphatique. En application topique, elle possède des propriétés astringentes et anti-inflammatoires.

• Cette plante est conseillée pour le traitement des varices, de la peau flasque, de l'œdème et des hémorroïdes, en plus de prévenir la thrombose.

• **Mise en garde.** Son utilisation est contre-indiquée si vous prenez des médicaments anti-coagulants, ou tout autre médicament contre les épanchements sanguins. En fortes doses, elle peut avoir un effet légèrement narcotique accompagné de maux de tête et de nausées.

Onagre

(Œnothera biennis)

• **Mode d'emploi.** Toute la plante, soit les rhizomes, les racines, les graines, les fleurs et les feuilles, sert dans la préparation de décoctions pour les compresses et d'huile (prise sous forme de capsules) pour usage interne.

• Cette plante est connue des Amérindiens depuis des siècles, et ils l'utilisent en infusions dans l'eau chaude pour traiter les plaies et autres problèmes cutanés.

• L'huile d'onagre contient de l'acide linoléique gamma, un acide gras que l'organisme convertit en hormone, la prostaglandine E_1

(PGE_1), laquelle possède des propriétés anti-inflammatoires et peut même agir pour éclaircir le sang et dilater les vaisseaux sanguins.

- **Mise en garde.** En doses trop fortes, l'onagre peut provoquer des malaises gastriques et le vertige. En application topique, elle rafraîchit la peau, mais peut cependant engendrer des dermites de contact.

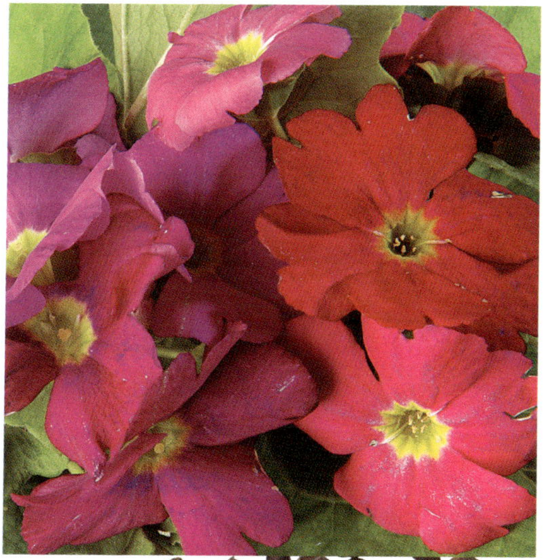

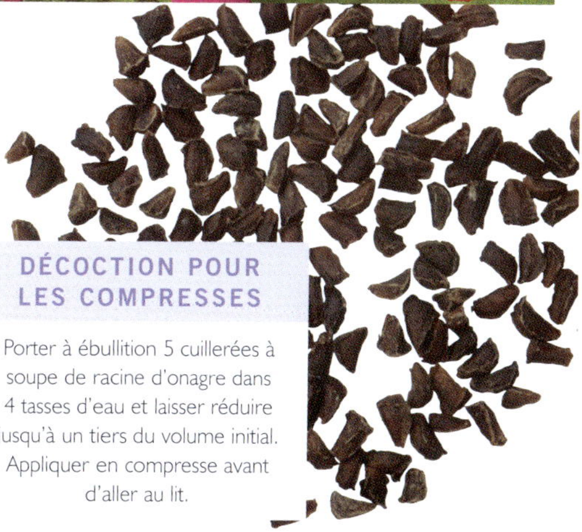

DÉCOCTION POUR LES COMPRESSES

Porter à ébullition 5 cuillerées à soupe de racine d'onagre dans 4 tasses d'eau et laisser réduire jusqu'à un tiers du volume initial. Appliquer en compresse avant d'aller au lit.

LES HUILES ESSENTIELLES DE A À Z

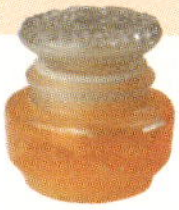

MYRRHE

Cette huile a un parfum chaleureux et puissant et produit un effet relaxant. De nombreuses personnes utilisent cette huile essentielle pour méditer. La myrrhe est à la fois tonifiante et relaxante. Son action régénératrice est bienfaisante dans le traitement de la peau flasque, sèche ou vieillie. À combiner avec le géranium, la lavande et la tangerine. Elle ne présente pas d'effet secondaire.

NÉROLI

Cette huile stimule la régénération cellulaire, ce qui la rend utile pour réparer la peau endommagée. Elle possède un arôme léger et floral qui libère ses propriétés sédatives. Elle se combine bien aux autres huiles d'agrumes, ainsi qu'à la lavande et à l'eucalyptus. Elle ne présente pas d'effet secondaire.

PAMPLEMOUSSE

Soulage l'enflure et les jambes fatiguées, tonifie et rafraîchit. Cette huile peut être utilisée pendant la grossesse et elle est conseillée pour prévenir les varices chez les femmes enceintes.

Mise en garde. À utiliser en dilution et évitez de vous exposer au soleil après l'application.

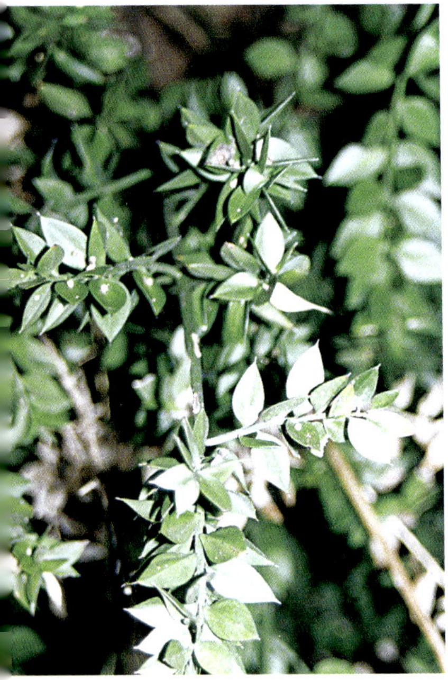

Petit houx

(Ruscus aculeatus)

• **Mode d'emploi.** Les tiges, les rhizomes et les feuilles aux extrémités en pointe sont utilisés. Cependant, ce sont surtout les rhizomes qui servent en infusions, en décoctions, en teintures et en extraits pour usage interne et externe.

• Le houx est une plante spinifère aux petites feuilles sempervirentes originaire de la Méditerranée et du Nord-Ouest de l'Europe. Il appartient à la famille des liliacées et partage de nombreuses caractéristiques avec l'asperge.

• Des études pharmaceutiques récentes ont démontré les propriétés vasoconstrictrices et anti-inflammatoires du houx. Les saponines qu'il renferme ont un effet de constriction sur les veines et diminuent la perméabilité des capillaires.

• Cette plante est conseillée pour le traitement des varices et de l'œdème. De plus, elle peut favoriser la cicatrisation de la peau à la suite d'une phlébite. Elle sert également dans le traitement des hémorroïdes et des cheveux cassants. En usage interne, elle prévient la rétention d'eau et sert dans le traitement de l'obésité et de la cellulite.

• **Mise en garde.** Si vous êtes atteint d'hypertension artérielle, de palpitations cardiaques ou de problèmes rénaux légers ou modérés, ne prenez du houx que sous surveillance médicale. Cette plante peut provoquer une intolérance gastrique.

POMMADE DE HOUX
Dissoudre l'extrait de houx dans l'huile d'amande douce, 1 part d'extrait pour 5 parts d'huile. Masser sur la peau en faisant des mouvements vers le haut.

Sophora du Japon

(Sophora japonica)

• **Mode d'emploi.** Les fleurs, et parfois les feuilles et l'écorce séchée en décoction.

• Cet arbre imposant est originaire de Chine et du Japon. Il est prisé des jardiniers pour ses feuilles vert

PHYTOTHÉRAPIE

Les plantes et leurs extraits peuvent être préparés de manières différentes, parmi lesquelles :

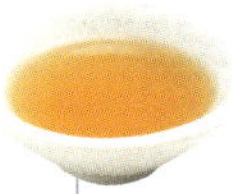
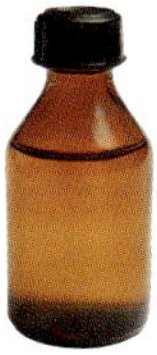
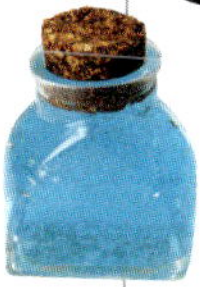
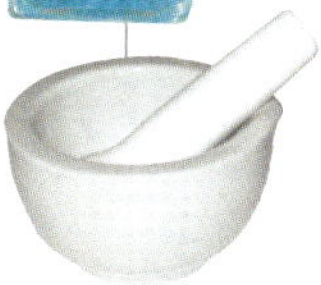
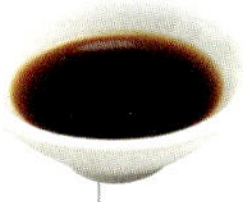

- ***Huiles.*** *Obtenues par la macération de la plante sèche ou de ses racines dans une quantité équivalente d'huile (d'amande ou de noix de Grenoble, par exemple).*
- ***Extraits.*** *Obtenus de la dilution partiellement évaporée de la plante dans l'eau ou l'alcool, ce qui laisse une forte concentration liquide de la plante.*
- ***Hydrogénation.*** *Procédé de macération, d'infusion ou de décoction de la plante mise dans l'eau.*
- ***Lotions.*** *Préparations liquides (obtenues d'une infusion ou d'une décoction), filtrées au travers d'une mousseline. Les lotions sont pour usage externe.*
- ***Poudres.*** *Obtenues par broyage de la plante sèche ou de ses parties (les racines et les fleurs, par exemple), avec un pilon et un mortier ou au broyeur.*
- ***Teintures.*** *Liquides obtenus par la dissolution des composantes actives de la plante dans un véhicule approprié.*

foncé, ses fleurs jaunes et son effet d'ombre. Il résiste à la fois aux climats froids et chauds.

- Sa principale composante active est la rutine, un flavonoïde qui soutient la circulation. Il renferme également de nombreux autres flavonoïdes qui favorisent l'imperméabilité des capillaires sanguins tout en augmentant leur résistance. L'industrie pharmaceutique a recours à la rutine extraite de l'arbre pour en faire un tonique servant à traiter les problèmes variqueux.
- **Mise en garde.** Déconseillé aux femmes enceintes ou qui allaitent.

LES HUILES ESSENTIELLES DE A À Z

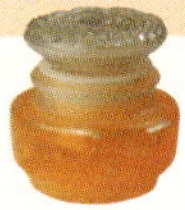

ROMARIN

Son arôme intense et net possède des propriétés stimulantes qui favorisent une bonne circulation sanguine. Cette huile possède également des propriétés diurétiques qui la rendent idéale pour contrer les problèmes variqueux.

Mise en garde. Déconseillé aux femmes enceintes, ainsi qu'aux personnes atteintes d'hypertension artérielle ou d'épilepsie.

ROSE

Cette huile est tout particulièrement recommandée pour traiter les varices et la peau sèche et ridée. Son parfum sucré et chaleureux en libère les propriétés sédatives qui aident à restaurer l'équilibre de l'organisme.

Mise en garde. Déconseillée aux femmes enceintes.

Des aliments pour la bonne santé des veines

Un mauvais régime alimentaire peut mener à un surpoids et à la constipation, deux facteurs clés qui risquent de compliquer les problèmes variqueux. Cependant, un régime équilibré peut y remédier. Il y a de nombreux nutriments, vitamines et minéraux qui soutiennent le système circulatoire et qui contribuent à la bonne santé d'une manière générale.

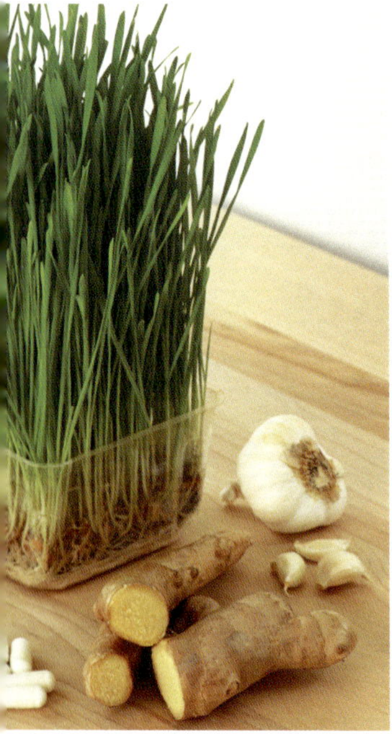

Un régime équilibré, riche en fruits et en légumes et faible en sel et en gras, est le premier pas dans le traitement des varices. Les nutritionnistes conseillent de manger un plat de **légumes frais** avant chaque repas ; ainsi, votre appétit sera réduit et vous profiterez d'un apport considérable de nutriments qui favorisent la digestion tout en étant faibles en calories. De plus, les légumes frais soutiennent l'assimilation des glucides, des gras et des sucres par l'appareil digestif. Les agrumes tels que les **oranges** et les **pamplemousses**, de même que d'autres fruits tels que les **raisins de Corinthe**, les **fraises** et les **framboises**, sont riches en vitamine C essentielle à la production du collagène. Le collagène contribue au maintien de la résistance et à la souplesse des parois des veines. Par ailleurs, les acides gras essentiels contenus dans les **fruits secs**, les **noix**, les **graines** et les **poissons bleus** contribuent également au maintien du système circulatoire.

NOTE

Consultez toujours votre médecin avant d'apporter des changements à votre régime.

LES EFFETS BIENFAISANTS DES FIBRES

Il existe deux types principaux de fibres, les fibres hydrosolubles et les fibres insolubles. Notre organisme a besoin des deux. Les fibres hydrosolubles sont solubles dans l'eau et forment un gel dans les intestins, ce qui favorise l'assimilation du glucose. Elles préviennent la constipation et réduisent le taux de cholestérol. Les fibres insolubles agissent un peu comme une éponge : elles absorbent l'eau et confèrent une sensation de plénitude et de satiété, tout en facilitant l'évacuation des selles.

LES ACIDES GRAS

Les huiles de poisson sont riches en acides gras qui préviennent les maladies cardiovasculaires. Pour minimiser le risque de peau squameuse, les rougeurs et les démangeaisons, ainsi que pour protéger la santé des vaisseaux sanguins, nous vous conseillons de prendre de l'huile d'onagre.

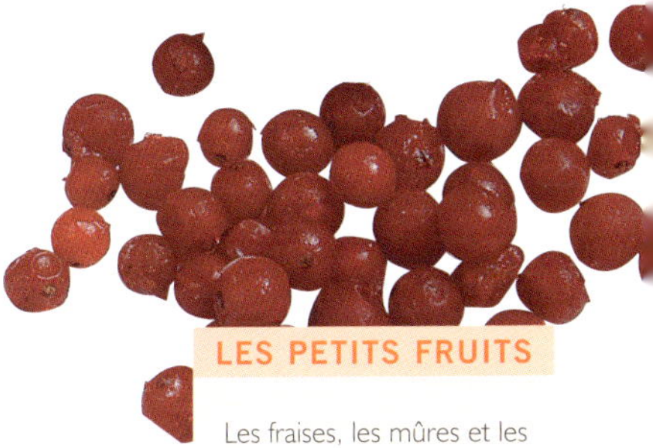

LES PETITS FRUITS

Les fraises, les mûres et les bleuets sont riches en nutriments qui peuvent prévenir les varices ou du moins en atténuer la douleur. Ils sont tous riches en bioflavonoïdes et en anthocyanidines qui servent à améliorer les structures de soutien des veines et du système vasculaire. Ces petits fruits de couleur foncée sont reconnus pour leur capacité à renforcer les capillaires, à augmenter la résistance des parois des veines et le tonus musculaire, tout en freinant la décomposition des structures de soutien des veines.

Et enfin, les antioxydants que l'on retrouve dans les bleuets, par exemple, servent à réparer les tissus endommagés.

La constipation complique souvent les problèmes variqueux. Des études ont révélé que la constipation accroît la pression exercée sur les veines des jambes. Pour l'éviter, nous vous conseillons de manger des aliments riches en fibres. Les fibres se trouvent dans les légumes et c'est la partie qui n'est pas digérée par l'organisme. Elles ne contiennent pas de nutriments; cependant, elles servent à régler les fonctions digestives. Elles sont généralement présentes dans les légumes et les céréales entières (non transformées, contenant les grains entiers renfermés dans les graines et l'écaille). Les grains entiers sont également riches en vitamines du complexe B et en vitamine E, ainsi qu'en minéraux tels que le calcium, le fer et le zinc. En complément à un régime riche en fibres, vous devez aussi boire au moins huit verres d'**eau** par jour. Non seulement l'eau assure-t-elle une hydratation adéquate, elle prévient la constipation en plus de favoriser la circulation sanguine et l'élimination des toxines.

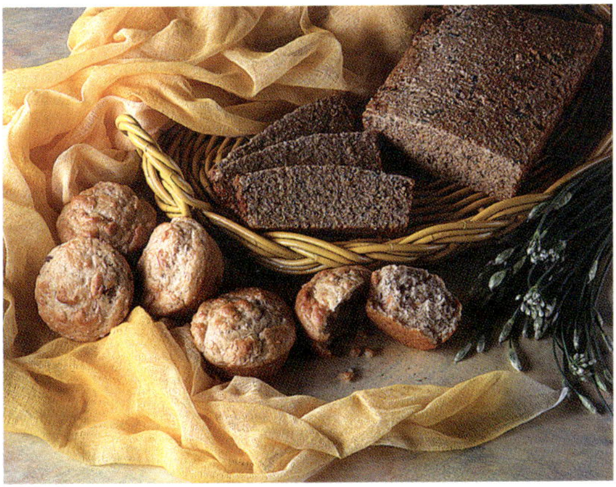

Les vitamines et les minéraux fortifiants

Pour prévenir et contrer les varices, il faut suivre un régime riche en vitamines et en minéraux qui soutiennent le système digestif et la circulation sanguine.

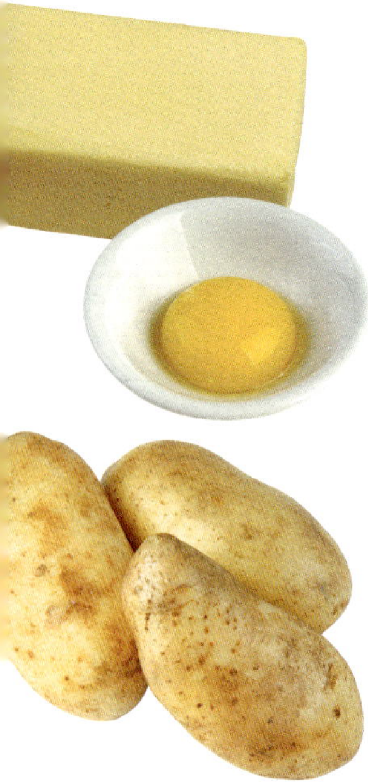

VITAMINES

Vitamine B_3

Les vitamines du complexe B contribuent à entretenir la bonne santé des vaisseaux sanguins et réduisent le taux de cholestérol ainsi que celui des triglucosides. Elles sont présentes dans les **fèves**, les **noix**, les **produits laitiers**, les œufs, les **légumes vert foncé**, les **tomates**, les **carottes**, le **brocoli**, les **pommes de terre**, le **foie**, le **poisson** et la **viande**.

Vitamine C

Cette vitamine est un excellent antioxydant et aide l'organisme à neutraliser l'effet des radicaux libres. Elle est importante pour assurer la résistance du collagène de l'organisme, et c'est une protéine essentielle à la croissance et à la réparation des cellules des vaisseaux sanguins. Une carence en vitamine C peut provoquer la rupture des petits vaisseaux, un problème qui sera exacerbé en présence de problèmes variqueux. Cette vitamine est hydrosoluble et est donc éliminée rapidement par l'organisme. Afin d'en assurer un apport adéquat, il est important d'en consommer régulièrement. Elle est présente dans de nombreux **fruits** et

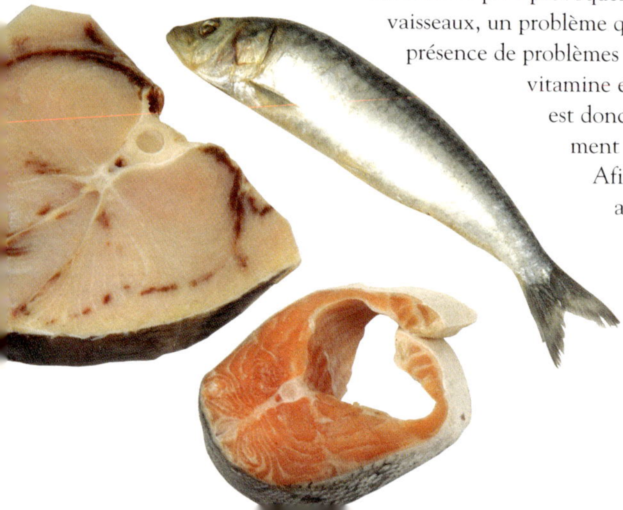

ÉLIXIR TONIFIANT

Passer au mélangeur 1 pomme verte, 1 carotte et 2 feuilles de chou. Ajouter 1 cuillerée à soupe de levure de bière et bien agiter avant de boire.

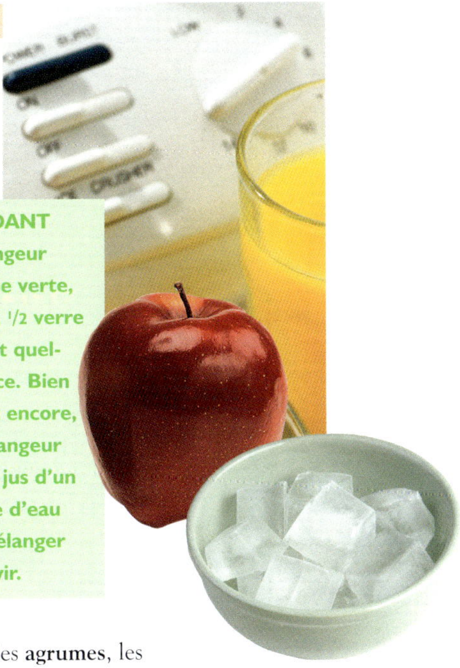

JUS ANTIOXYDANT

Passer au mélangeur 1 carotte, 1 pomme verte, 1 branche de céleri, 1/2 verre de jus d'orange et quelques cubes de glace. Bien agiter et servir. Ou encore, combiner au mélangeur 1 pomme pelée, le jus d'un citron et 1/2 verre d'eau minérale. Bien mélanger avant de servir.

légumes, tout particulièrement les **agrumes**, les **kiwis**, les **goyaves**, les **raisins de Corinthe**, les **oranges**, les **tomates** et les **poivrons rouges**.

Vitamine E

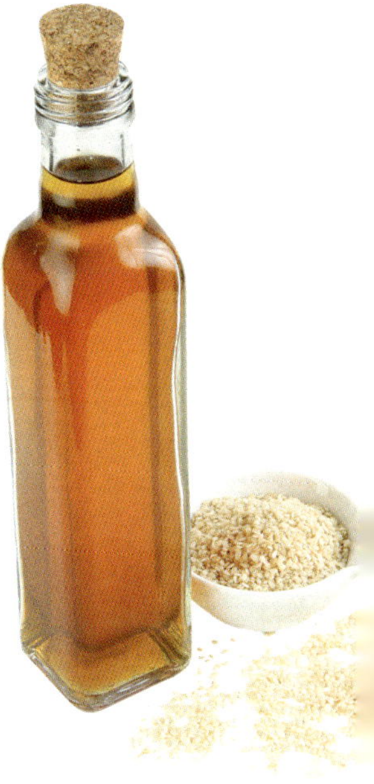

Cette vitamine est liposoluble ; elle est emmagasinée dans les tissus adipeux et n'est pas facilement évacuée par l'organisme. Les aliments préparés dissipent rapidement cette vitamine essentielle ; cependant, c'est une composante importante d'un régime équilibré. Elle possède de nombreuses propriétés antioxydantes et sert à contrer les effets des radicaux libres en maintenant la bonne santé des membranes cellulaires. Elle prévient également la destruction de la vitamine A, du sélénium, des acides aminés sulfurés et de la vitamine C, en plus de lutter contre la fatigue. Cette vitamine améliore la circulation, réduit le risque de varices, soulage de la douleur et, dans certains cas, peut même corriger les varicosités. En usage interne ou externe, elle assure l'élasticité de la peau et un teint radieux. Elle est présente dans les **huiles végétales non**

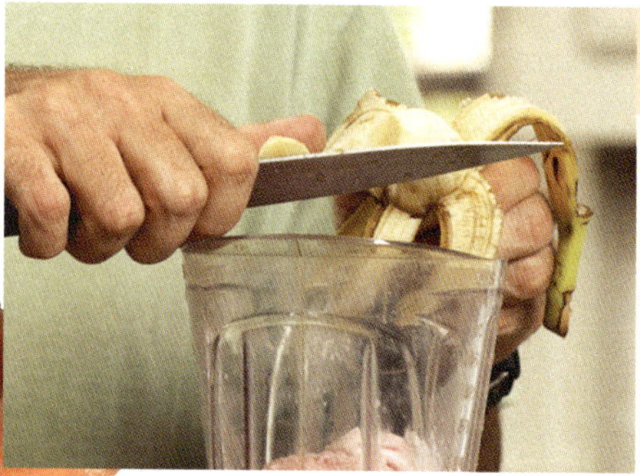

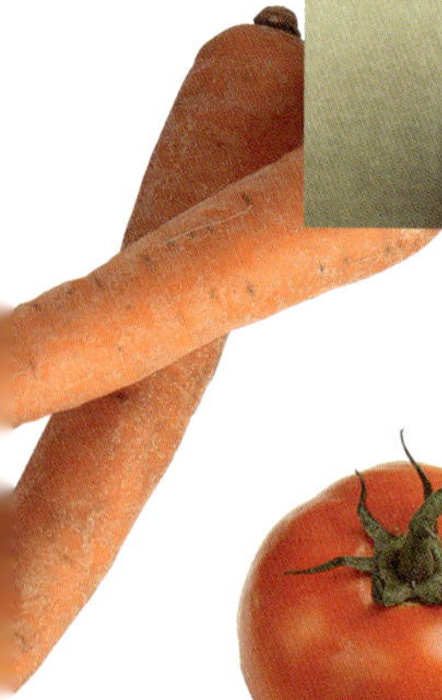

LES BANANES POUR LES JAMBES

Passer au mélangeur 2 verres de lait de soja, 1 banane, 1 cuillerée de germe de blé et 2 cuillerées de miel. Bien agiter avant de servir.

transformées, les **fruits secs** et les **noix**, l'**avocat** et le **germe de blé**, ainsi que dans les **prunes**, les **épinards**, les **asperges**, les **pommes**, les **mûres**, les **bananes**, les **tomates** et les **carottes**.

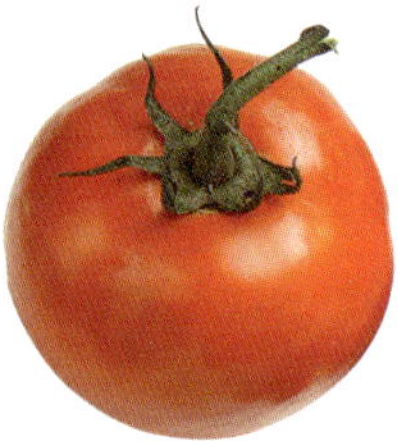

Vitamine K

Vitamine contre les hémorragies, elle sert à la coagulation du sang, ce qui la rend utile pour la cicatrisation des plaies. Elle est essentielle à la formation de certaines protéines. Une carence peut engendrer une diminution des protéines essentielles à la coagulation, ce qui augmente le risque d'hémorragie interne. Les **légumes verts**, les **légumes-racines**, les **fruits** et les **graines** en sont de bonnes sources. La **luzerne** est l'aliment dont la teneur en est la plus élevée.

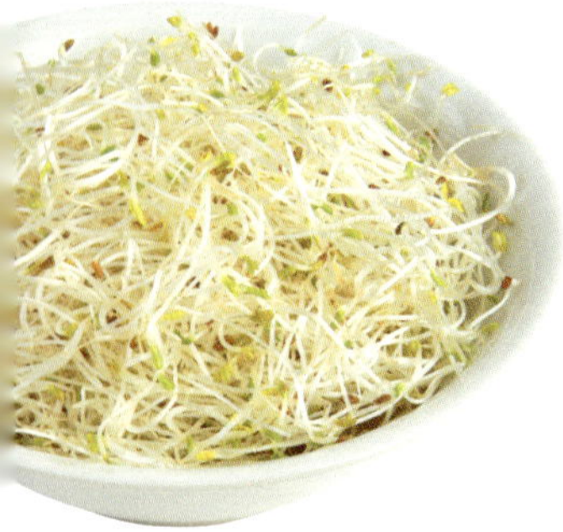

L'ASPERGE CURATIVE

Couper et mettre au rebut les parties ligneuses du bas des tiges des asperges. Bien laver les asperges et les placer dans une casserole en les couvrant d'eau. Porter à ébullition et cuire jusqu'à ce qu'elles soient tendres et d'une couleur vert foncé. Vous pouvez les napper d'une vinaigrette composée de vinaigre de cidre, d'huile de graines de tournesol et de citron.

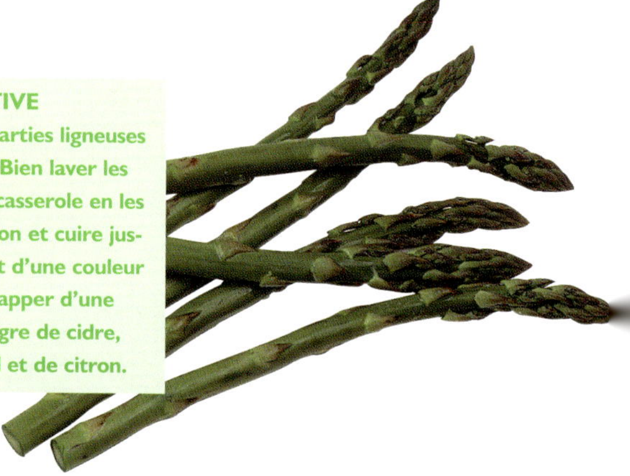

Vitamine P

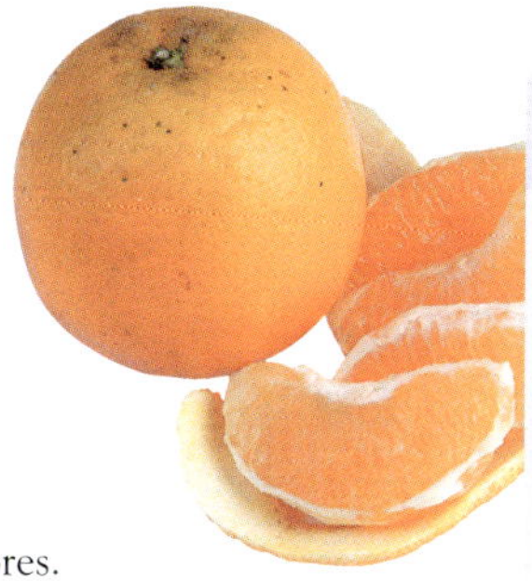

Cette vitamine favorise l'assimilation de la vitamine C, en empêchant que celle-ci ne soit détruite par l'oxygène. Elle possède de fortes propriétés antioxydantes qui neutralisent les dommages causés par les radicaux libres. Elle intervient également dans la prévention des varices, en plus de posséder des qualités anti-hémorragiques. Elle est présente dans les **agrumes**, les **cerises**, les **prunes**, les **raisins**, les **poivrons verts** et le **brocoli**.

LA CHAIR BLANCHE DES AGRUMES

Nous vous conseillons de manger les agrumes avec leur chair blanche, la fine membrane qui recouvre le fruit. Cette chair est riche en rutine et en quercétine, deux composantes bénéfiques à la circulation. La pulpe des agrumes renferme de la vitamine C qui favorise la synthèse du collagène.

Acide folique

L'acide folique est formidable pour dilater les vaisseaux sanguins et pour débarrasser le sang des débris d'homocystéine. Les **sardines**, les **petits fruits**, les **noix**, les **lentilles**, le **jaune d'œuf**, la **levure de bière**, les **graines de tournesol**, le **germe de blé**, le **soja**, les **fruits secs**, les **noix**, l'**avocat**, le **saumon** et le **riz brun** en sont de bonnes sources.

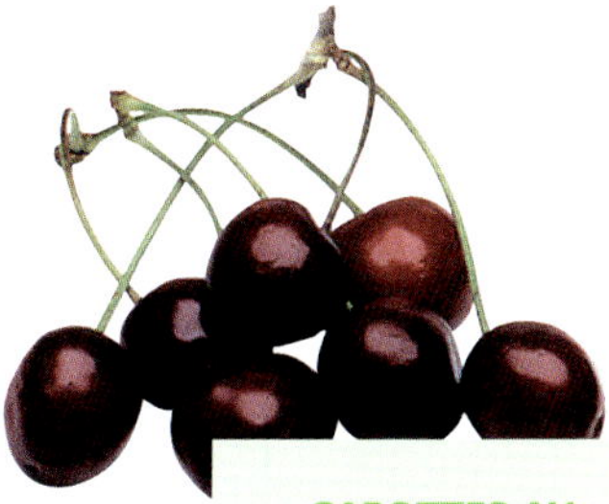

CAROTTES AU GINGEMBRE

Passer au mélangeur 1 verre d'eau minérale, 1 carotte tranchée en rondelles et 1/2 cuillerée à thé de gingembre fraîchement râpé. Bien mélanger avant de servir. Vous pouvez sucrer avec 1 cuillerée à thé de miel.

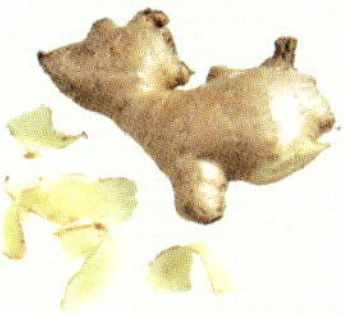

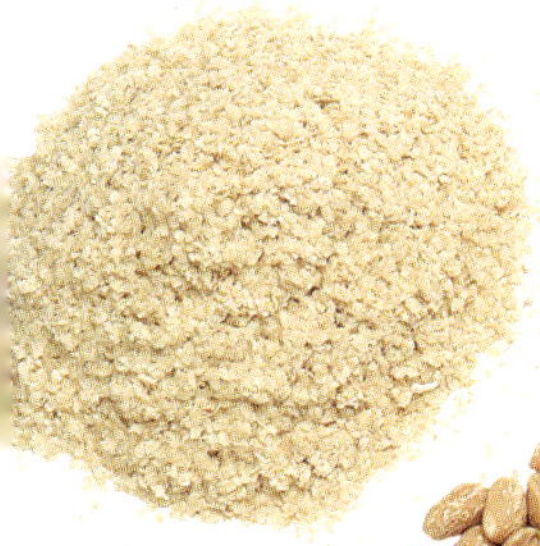

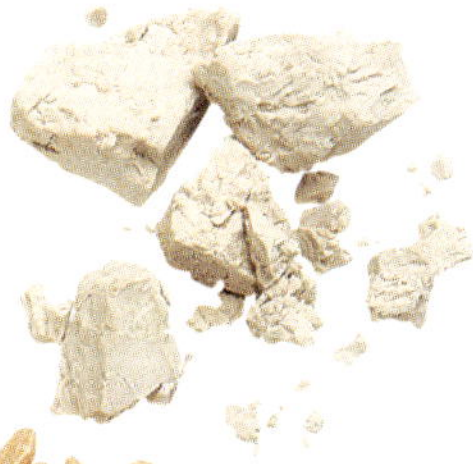

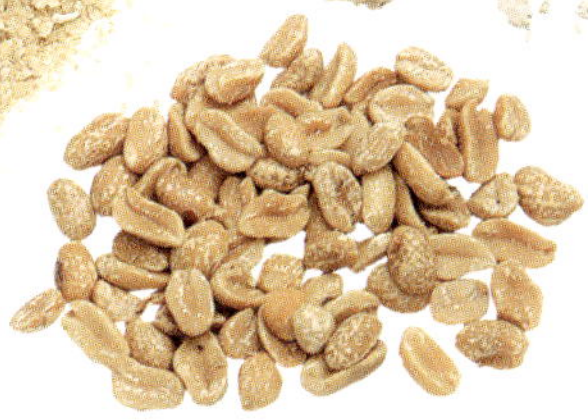

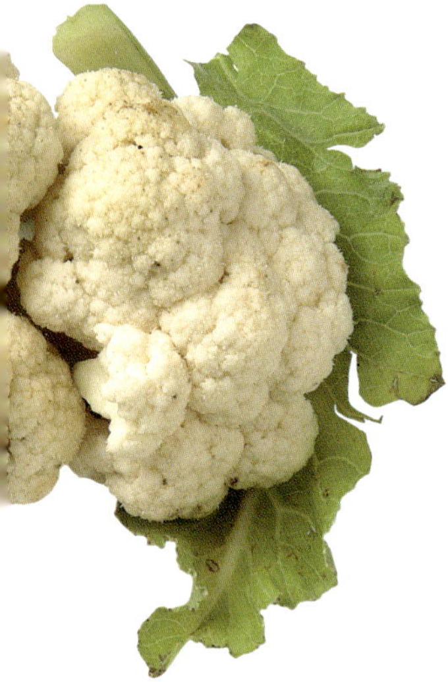

MINÉRAUX

Soufre

Il sert à la synthèse du collagène et de la quercétine de la peau. Il agit contre les radicaux libres et sert à la régénérescence des cellules. Il est présent dans l'**ail** (et tout particulièrement l'ail cru), le **chou**, l'**oignon** et le **brocoli**.

Calcium

Le calcium sert au maintien des fonctions musculaires et à une bonne circulation sanguine. Il augmente le facteur de coagulation du sang. Il facilite également l'assimilation du fer par l'organisme, et est essentiel à la formation des os et des dents. Il est présent dans de nombreux aliments, dont le **lait**, le **fromage**, le **yogourt**, les **sardines**, les **céréales de grains entiers** et les **graines de sésame**.

Zinc

C'est un nutriment essentiel à la formation des cellules de l'organisme. Il est indispensable à la bonne santé de la peau et des cheveux, en plus d'accélérer la cicatrisation. La **viande rouge**, les **œufs**, les **crustacés**, les **fèves**, les **asperges**, les **fruits secs**, les **noix** et les **graines de tournesol** en sont de bonnes sources.

AIL CRU

La meilleure façon de manger l'ail cru, c'est de couper une gousse d'ail en deux et d'en extraire le germe, pour ensuite émincer l'ail ou le passer au mélangeur. Combinez cette pâte à du fromage à la crème non salé pour en tartiner des tranches de pain de grains de blé entier grillées.

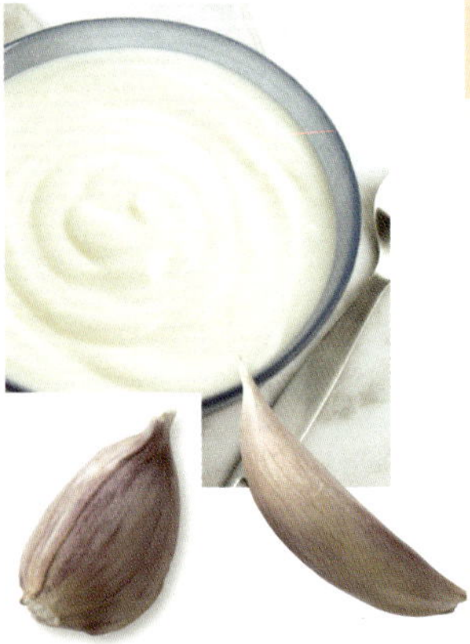

MÉLANGE FORTIFIANT DE FRUITS SECS ET DE NOIX

Vous devez inclure les fruits secs et les noix dans votre régime. Les noix (amandes, pacanes ou noisettes) peuvent être hachées et ajoutées à des graines broyées (de lin, de quinoa ou de tournesol) pour ensuite être combinées à une salade verte. Ce mélange riche en acides gras essentiels peut se substituer à l'huile de la vinaigrette.

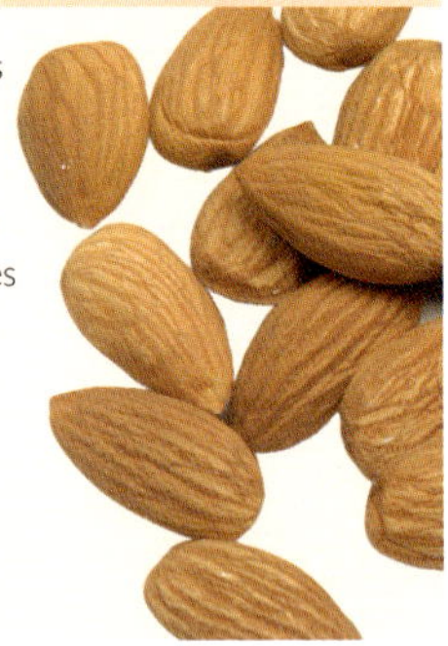

Cuivre

Sert à la formation de l'hémoglobine et accroît l'absorption du fer. Il favorise l'oxydation de la vitamine C pour la transformer en fibres élastiques. Il est présent dans les **flocons d'avoine**, la **levure de bière**, les **bananes**, les **champignons**, les **avocats**, les **épinards** et les **grains de blé entiers**.

Germanium

Il possède des propriétés détoxifiantes pour l'organisme, sert à protéger les cellules et accélère le transport de l'oxygène vers les cellules. De plus, c'est un antioxydant et un anticancérogène. Il est présent dans de nombreuses plantes médicinales, ainsi que dans l'**ail**, l'**orge** et les **champignons shiitake**.

L'AVOCAT POUR LES VEINES

Riche en vitamine E, en vitamine B_6, en potassium, en cuivre et en fibres alimentaires, l'avocat est tout à fait indiqué pour les cas de varices. Cependant, il est à consommer avec modération : bien que les gras qu'il renferme soient mono-insaturés (qui n'ont pas d'incidence sur le taux de cholestérol), il est très riche en calories.

SHIITAKES DÉTOXIFIANTS

Ces champignons d'origine japonaise sont juteux et possèdent un goût savoureux de viande lorsqu'ils sont mangés frais. Les meilleurs spécimens ont un chapeau épais et leurs lamelles sont d'une couleur riche et chocolatée. Les champignons déshydratés doivent être trempés dans l'eau tiède au préalable. Ils peuvent être servis en sauces, en sushis ou en accompagnement du riz.

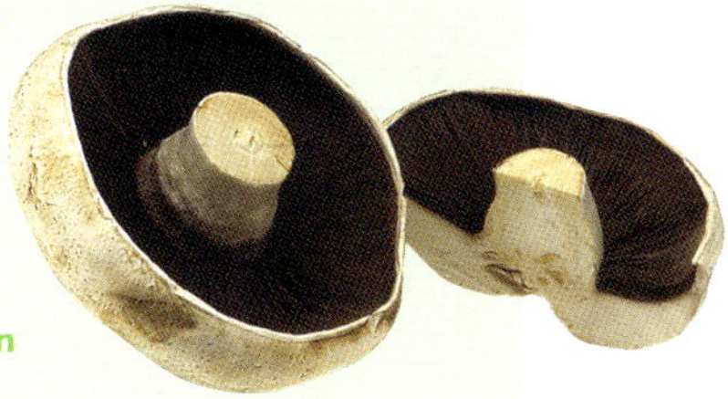

Sélénium

Ce minéral essentiel possède des propriétés antioxydantes et renferme une bonne quantité de vitamine E. Il assure l'élasticité des parois des vaisseaux sanguins et des veines. Il est présent dans la **viande**, le **poisson**, les **céréales de grains entiers** et les **produits laitiers**, ainsi que dans certains **légumes** en fonction du sol dans lequel ils ont été cultivés.

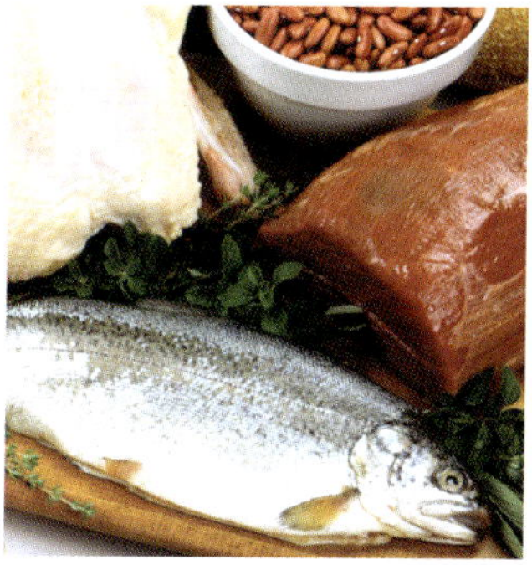

Varices